透析ハンドブック

第5版

監修 小川　洋史　金山クリニック院長，
　　　　　　　　前・新生会第一病院 院長

　　　岡山ミサ子　ホスピーグループ腎透析事業部統括部長
　　　宮下　美子　新生会第一病院 看護部長

編集 新生会第一病院在宅透析教育センター

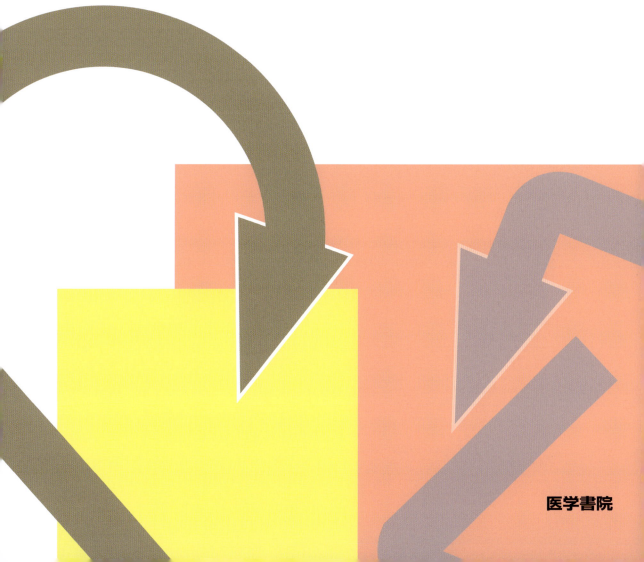

医学書院

〔監 修〕
小川洋史　　岡山ミサ子　　宮下美子

〔執 筆〕
看護部
宮下美子　　立松宣子　　村瀬智恵美　　三輪八千代　　門嶋洋子
茶円美保　　恒川礼奈　　増田めぐみ　　平良　梓　　勝間田アイコ
櫻井律子　　片村幸代　　澤村美海　　　田中沙織　　久田睦子
山田裕香　　今福節子　　岡山ミサ子

臨床工学部	薬剤科		臨床栄養科	
江本泰典	橋爪博隆	田中義輝	平賀恵子	舩坂知世

検査科	リハビリテーション科		
木村忠男	岡野こずえ	長坂美紀	小島衣美子

医療社会事業相談室　村地裕子　　山下純子　　木村衣里

〈初版からの監修者・執筆者〉（現版の執筆者は除く）
〔監　修〕齋藤　明　　太田和宏　　小野正孝
〔執　筆〕
青木恵子　　阿部良一　　生田善一　　井上啓子　　牛崎ルミ子　　浦川律子
大西貴之　　小木美穂　　金田一彰洋　久野義直　　小出一乃　　佐久間智子
桜井佳代　　桜井伸二　　佐藤昭子　　篠崎庸子　　高木豊巳　　滝口佐智子
竹内千里　　田中雅子　　玉渕　恵　　柘植美智子　徳井久子　　仲川美由希
西谷佐智子　新渡戸満貴　馬場正美　　樋口正子　　平原みどり　古田いく子
牧野範子　　松井みゆき　村上憲吾　　村瀬敦子　　山岸雅幸　　渡辺累子
挿絵：岡山ミサ子　　篠崎庸子　　茶円美保　　櫻井律子　　梅谷美奈

透析ハンドブック（第5版）

発　行	1985年 7 月15日	第 1 版第 1 刷	2009年 9 月15日	第 4 版第 1 刷
	1990年10月 1 日	第 1 版第 9 刷	2011年 1 月15日	第 4 版増補版第 1 刷
	1991年10月 1 日	第 2 版第 1 刷	2015年11月15日	第 4 版増補版第 5 刷
	2000年 3 月 1 日	第 2 版第15刷	2018年 2 月15日	第 5 版第 1 刷 Ⓒ
	2000年 6 月15日	第 3 版第 1 刷	2024年 3 月 1 日	第 5 版第 3 刷
	2009年 2 月 1 日	第 3 版第 9 刷		

監修者　小川洋史・岡山ミサ子・宮下美子
発行者　株式会社　医学書院
　　　　代表取締役　金原　俊
　　　　〒113-8719　東京都文京区本郷 1-28-23
　　　　電話　03-3817-5600（社内案内）
印刷・製本　アイワード

本書の複製権・翻訳権・上映権・譲渡権・貸与権・公衆送信権（送信可能化権を含む）は株式会社医学書院が保有します．

ISBN978-4-260-03447-0

本書を無断で複製する行為（複写，スキャン，デジタルデータ化など）は，「私的使用のための複製」など著作権法上の限られた例外を除き禁じられています．大学，病院，診療所，企業などにおいて，業務上使用する目的（診療，研究活動を含む）で上記の行為を行うことは，その使用範囲が内部的であっても，私的使用には該当せず，違法です．また私的使用に該当する場合であっても，代行業者等の第三者に依頼して上記の行為を行うことは違法となります．

JCOPY〈出版者著作権管理機構　委託出版物〉
本書の無断複製は著作権法上での例外を除き禁じられています．複製される場合は，そのつど事前に，出版者著作権管理機構（電話 03-5244-5088，FAX 03-5244-5089，info@jcopy.or.jp）の許諾を得てください．

第5版の序

　1985年に「透析ハンドブック」初版が刊行され，1991年に第2版，2000年に第3版，2009年に第4版が刊行されました。そして，2018年に今回の第5版の刊行となるわけですが，第5版では今までの「透析ハンドブック」とは全く異なり，対象を透析患者さんではなく学生，医療者向けにシフトしました。

　2009年から2018年の間においてもわが国の透析医療は大きく変遷してきています。わが国の慢性透析人口も2015年12月末では324,966人ですが，日本透析医学会統計調査委員会では，2021年に348,873人で最大となった後は減少に転ずると推計しています。

　1998年に透析導入した患者の原疾患の第1位は慢性糸球体腎炎を抜いて糖尿病性腎症となりましたが，2011年の透析患者総数においても糖尿病腎症は慢性糸球体腎炎を上回りました。慢性糸球体腎炎の導入は減少していますが，腎硬化症の透析導入は徐々に増加しています。2015年12月末での導入患者の原疾患割合は，慢性糸球体腎炎16.9％，腎硬化症14.2％と伯仲してきています。

　糖尿病，高血圧症という，全身の血管に問題をひきおこす疾患が原疾患となり腎臓病をひきおこした場合，脳，心臓，末梢血管にも既に病変が及んでいる状態です。このため透析患者の10年生存率以上の長期生命予後は低下する傾向にあります。また，長期生命予後の低下には高齢化も一因となっています。導入年齢は年々上昇し，2015年12月末で69.2歳です。透析患者の高齢化に伴い，最近では在宅での生活を維持するための筋力低下，筋肉量減少，低栄養の問題もクローズアップされています。

　時代と共に，また社会構造の変化と共に疾病の変化がみられます。変化に対応する能力を獲得するためには基礎能力が大事です。この「透析ハンドブック」では基礎能力を得ることに重点をおいて編集されています。初版からの伝統である簡潔明瞭な記述は変わっていません。この本を十分に活用し，明日の医療を担う人間，医療者になっていただきたいと思います。

　2018年1月25日

新生会第一病院　院長
小川　洋史

初版の序

　皆様に，新生会より「自主管理透析」を円滑に行ない透析生活を豊かにするための教科書をお届けできることを心から嬉しく思います。

　これは，教育訓練センターで開発されたものです。看護婦（士）を中心とする医療チームにより作成されました。

　新生会の自主管理透析は，長年にわたって積み上げられてきたものであり，その中で医療チームは，障害者の皆さんのもっている力に，能力に，目を見張りながら，また，言葉一つひとつが理解されているかどうかを吟味し，チェックしながら作ってきました。その意味でこの教科書は，皆様方の先輩の障害者と共に作り上げてきた教科書だということもできます。

　はじめて自主管理透析の訓練をされる障害者の皆さんは，はたして自分にこんな訓練ができるだろうかと思われるものです。しかし，医療チームとの協力により，障害者の皆さんは全てりっぱな社会人として巣立っていく能力をもっておりますし，また医療チームもその姿を見ることを最大の誇りとして，また最大の喜びとして，日夜仕事をしております。

　この教科書をもとにして，離島における家庭透析プログラムも行なっていることは，皆さん御承知の事実です。

　新生会が心を込めて作ってきたこの教科書を，多くの透析医療に携わる医療チームの方たちや障害者の皆さんに読んで頂きたいと思います。そして，一人でも多くの人達が社会復帰して安定した豊かな生活が送れることを，私たちは心から願っております。

　1985年5月

太田　和宏

はじめに

　当院が腎臓病の専門病院としてスタートして，47年が過ぎました。この本は，開院当初から活動していた自主管理透析のチームの実践が基盤となっています。その後，携わるスタッフも世代交代しつつ，セルフケア支援を通じてたくさんの患者・家族の方に関わり，共に成長させていただきながら，今日まで受け継がれてきました。

　初版から第4版までは，患者・家族を対象に，より良いセルフケアのための手助けとなるように願い，また医療者にも活用していただけるように作成してまいりました。今回の第5版は，対象を医療者に変更しました。初めて透析室で勤務する方や，病棟，在宅などさまざまなところで腎不全患者にかかわる医療者の方に，基本的知識を理解するために活用していただきたいと思っております。日々進歩している新しい知識を盛り込み，写真やイラストを入れカラー刷りにするなど，みやすくなるように工夫しました。しかし，これまで通り，私たちは腎不全患者さんに，自分の身体や病気についてよく知り，より良い状態に生活を整え，透析をしながらもその人らしく生活して欲しいと願っております。

　腎臓病領域で働く医療者を取り巻く環境は，変化しています。血液透析だけではなく慢性腎臓病も含めて範囲が拡大しています。透析療法指導看護師も慢性腎臓病療養指導師に名称を変更し，透析看護認定看護師や慢性疾患看護専門看護師も増え，新たに腎臓病療養指導士の資格も創設されました。臨床工学技士会には血液浄化専門臨床工学技士認定制度があります。このように専門性の高い領域ですが，この本は，初めの一歩を踏み出す入門書として活用していただける内容となっています。

　早いもので初版から33年，これまで多くの患者さんや医療者の方々にご利用いただき，執筆者一同感謝しております。

　この本を世に送り出すにあたっては，当事医学書院に在籍されていた乾成夫氏が出版を勧めてくださり，初版から今回の改訂版まで七尾清氏にはひとかたならぬご支援をいただきました。七尾氏とは，本書のシリーズである，「生活と透析」「CAPDハンドブック」「在宅血液透析ハンドブック」「糖尿病ハンドブック」など患者さんや医療者向けの本も共に出版してきました。

　また，初版から今回の改訂版までご指導，ご尽力いただいた，前院長斎藤明氏，元看護部長池井みや子氏，近藤重子氏，稲田清美氏，元看護師長細野容子氏，玉渕恵氏には心より感謝いたします。

　そして，初版から本書の作製，出版に関わってくださった多くの方々に深く感謝いたします。

2018年1月末日

執筆者ら

目次

1. 腎臓の構造と働き ……………………………………………… 1
2. 慢性腎臓病(CKD)と腎不全 …………………………………… 8
3. 腎代替療法 ……………………………………………………… 14
4. 血液透析の原理・ダイアライザ・透析液 …………………… 21
5. 透析液供給システム …………………………………………… 33
6. 透析手順 ………………………………………………………… 37
7. バスキュラーアクセス(シャント) …………………………… 48
8. 栄養と食事療法 ………………………………………………… 57
9. 透析中の症状と対処 …………………………………………… 86
10. 透析中のトラブルと対処法 …………………………………… 92

11	透析と医療安全	101
12	透析と合併症	113
13	検査データの読み方	135
14	透析と薬	143
15	リハビリテーション（運動療法）	154
16	糖尿病腎症患者の観察と指導	167
17	心の問題と対応	177
18	患者・家族への日常生活上の指導	186
19	透析と社会保障	197

引用・参考文献 … 219
索引 … 223

1 腎臓の構造と働き

腎臓はどのような造りをしているのだろう

腎臓はおなかの後側に左右1個ずつある後腹膜臓器です。右腎は肝臓のすぐ下，左腎より2〜3cm低い位置にあります。

腎臓の形は，そら豆のような形で長径11cm，短径6cm，厚さ3cm，重さは1個約100gで，にぎりこぶし程の大きさです。

腎臓の上には脂肪に覆われた副腎があります。

腹部大動脈から枝分かれした血管が腎臓に入り，大量の血液が送られています。腎臓を通った血液は腎静脈から下大静脈に戻ります。

腎臓の一部を拡大してみると下の図のような形をしています。頭にはボウマン嚢と呼ばれる袋があり，その中には，細い血管が糸玉状になった糸球体が入っています。糸球体の総表面積は1.2〜1.5 m^2。ここで血液をこし出し尿細管へ送ります。尿細管の1本の長さは4〜5cmで，全部の尿細管をつなぐと約110kmにもなります。ボウマン嚢・糸球体・尿細管を総称してネフロンといい，2個の腎臓

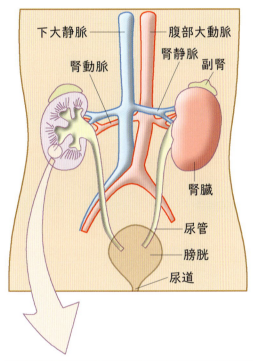

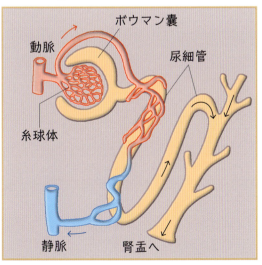

に約200万個あり，血液の不要物を取り除くために重要な働きをしているのです。

このようにネフロンで作られた尿は，腎盂に集められ，尿管を通り膀胱でためられ尿意を感じ，はじめて尿道を通り体の外に捨てられます。

ネフロンの働き

糸球体の壁には，目に見えない小さな穴があいています。血液中の血球や蛋白は穴より大きいためこし出されませんが，その他のもの（Na，K，水分，BUN，Crなど）はこし出され，ボウマン嚢で受け，尿細管に入ります。尿細管では，体に必要なものを選択して血液中に再吸収され，体にとっていらないもの（余分な水分，BUN・Crなどの尿毒素）は最終的に尿として捨てられます。

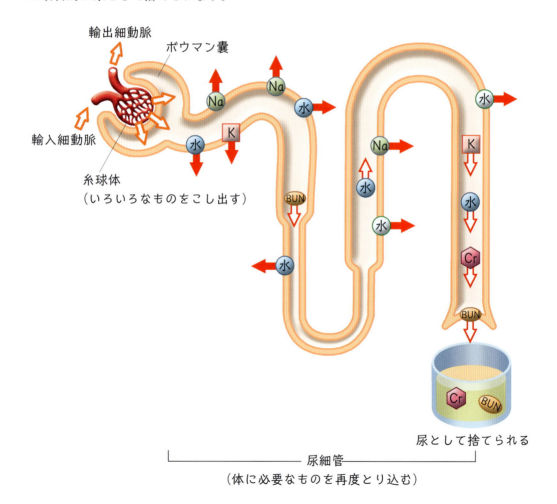

- 腎臓の働きは糸球体濾過量（GFR）で表すことができます。GFRとは1分間に糸球体が血液を濾過する量のことをいいます。腎臓の働きが落ちてくるとGFRは低下してきます。慢

性腎不全では，糸球体や尿細管に障害がおこるため，血尿や蛋白尿がでたり，体にいらないものがたまり，体のバランスがくずれていろいろな症状が現れます。

心臓から送り出された血液が尿になるまで

腎臓は尿を作るために血液を濾過し，体にとっていらないものを選別しています。その中から体に必要な物質を再吸収するため，たくさんの血液を必要とします。心臓から1日に約6,000Lの血液が全身に送られ，その中で，腎臓には1日約1,500Lの血液が流れ込んでいます。1,500Lの血液は1個1個の糸球体に入り，こし出され原尿ができます。原尿は1日約150Lになります。原尿は尿細管で99％が再吸収され，残りの1％の約1.5Lが尿となります。

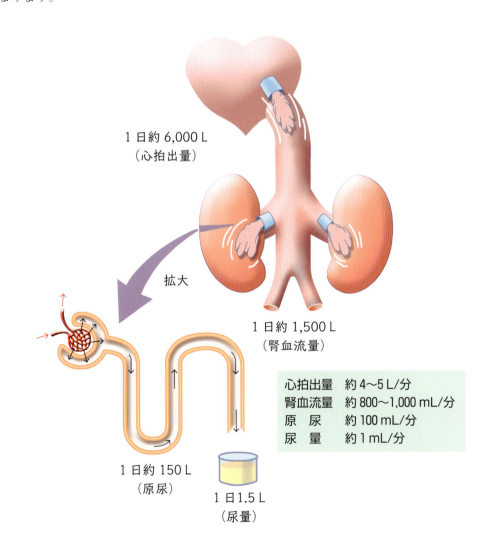

腎臓はどんな働きをしているのだろう

腎臓は体にとって必要なものを取り込み，いらないものを尿として捨てています。以下に述べるような8つの働きを知っておきましょう。

1. 老廃物の排泄

（1）尿毒素を排泄する。

尿毒素の種類によって分子量の大きさが違います。

①小分子量物質（分子量500以下）

BUN（尿素窒素），Cr（クレアチニン），UA（尿酸），IP（無機リン）

- K（カリウム），Na（ナトリウム）などの電解質は，人体に必要であっても腎不全により異常に増加すれば有害であり，毒素として扱われます。

②中分子量物質（分子量500～5,000）

ホルモン

③大分子量物質（分子量5,000以上）

β_2ミクログロブリン（分子量11,800）など

（2）体のなかで不要になった重金属，薬剤，有害物質などを排泄する。

- 腎不全では尿が出なくなり，これらの物質が体にたまります。

2. 体液の調節

腎臓では尿の濃さや量を調節し，体の中の水分を一定に保っています。例えば，体の中

体の中の水分が少ないとき　　　　体の中の水分が多いとき

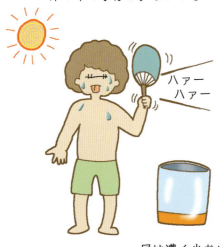
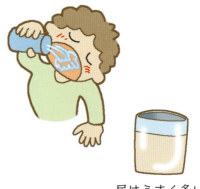

尿は濃く少ない　　　　　　　　　尿はうすく多い

の水分が少ないときは，尿は濃く量が少なくなります。逆に体の中の水分が多いときは，尿はうすく，量が多くなり，出る水分と入る水分のバランスが保たれています。
- 腎不全では尿が出なくなり，水分が体にたまります。

3．電解質の調節

電解質には，Na（ナトリウム），K（カリウム），Ca（カルシウム），Cl（クロール），Mg（マグネシウム），P（リン），HCO_3（重炭酸）などがあります。腎臓ではこれらの電解質の血液中の濃度を正常に保っています。
- 腎不全ではこれらの電解質に過不足が生じ，生命維持に重大な影響を及ぼします。

4．酸・塩基の調節

血液中のpHは7.4で，弱アルカリ性に保たれています。腎臓は，アルカリ性物質（重炭酸）を産生し，体にたまった酸性物質を中和し，血液を弱アルカリ性に保っています。
- 腎不全では，酸性物質がたまり，血液が酸性に傾きます。

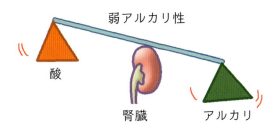

5．造血刺激ホルモン（エリスロポエチン）の分泌

赤血球は骨髄で作られています。腎臓はエリスロポエチンという造血刺激ホルモンを分泌し，骨髄に赤血球産生を促しています。
- 腎不全では，腎臓から分泌されるエリスロポエチンが少なくなり貧血になります。

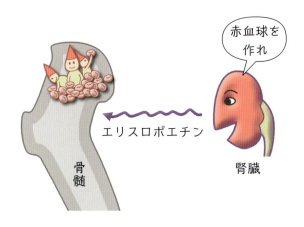

6. ビタミンDの活性化

　ビタミンDは，食物からとられるか，日光の紫外線により皮膚でつくられます。その後肝臓で一度変化をうけ，腎臓で活性化されて，活性型ビタミンD（1,25-ジヒドロキシビタミンD_3）になります。活性型ビタミンDは腸から血液中へのカルシウムの吸収を助けています。

　●腎不全では，このような働きが落ち，血液中のカルシウムが少なくなり骨がもろくなります。

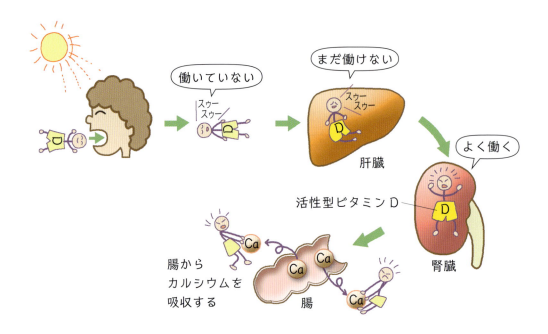

7. 血圧の調節

　血圧が下がり，腎血流量が減少すると，腎臓の傍糸球体細胞からレニンというホルモンが分泌され，血圧を上げるように働きます。

　●腎不全ではレニンが過剰に分泌されて，血圧が高い人が数パーセントの人にみられます。

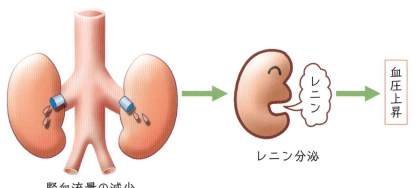

8. 不要になったホルモンの分解・排泄

　ホルモンは，血液中に分泌されている物質で，それは微量ですが，体の機能を調節しています。腎臓は体にとって不要なホルモンを壊したり，捨てたりしています。（インスリン・成長ホルモン・PTH など）

- 腎不全ではこれらのホルモンの分解・排泄ができにくくなります。

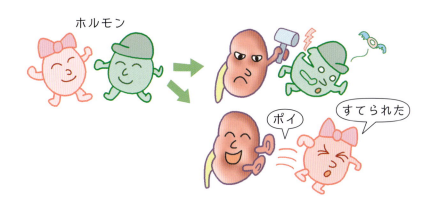

2 慢性腎臓病(CKD)と腎不全

慢性腎臓病（chronic kidney disease：CKD）とは

　腎臓の障害を示す所見があるか，もしくは腎機能の低下が慢性的に持続するもの全てを意味し以下のように定義されます。

CKD の定義（日本腎臓学会：CKD 診療ガイド 2012 より引用，一部改変）

> ①尿異常，画像診断，血液，病理で腎障害の存在が明らか
> 　特に蛋白尿*の存在が重要（腎臓の障害）
> ②GFR（糸球体濾過量）＜60 mL/分/1.73 m^2（腎機能の低下）
> ①，②のいずれか，または両方が 3 か月以上持続する

＊正確には 0.15 g/gCr 以上の蛋白尿（30 mg/gCr 以上のアルブミン尿）

　CKD は自覚症状のないまま進行し，透析などを必要とする末期腎不全（end-stage kidney disease：ESKD）や心筋梗塞，脳梗塞などの心血管疾患（cardiovascular disease：CVD）を起こすリスクが高く健康を脅かす疾患として重要視されています。

腎不全とは

　腎臓の機能が低下して正常に働かなくなった状態を腎不全といいます。腎不全には急激に腎機能が低下する急性腎不全と長い年月をかけてゆっくりと腎機能が低下する慢性腎不全があります。急性腎不全は腎機能を悪化させた原因を取り除くことができれば，腎機能が回復する可能性があります。しかし慢性腎不全は失われた腎機能が回復する見込みはほとんどありません。

　以前より慢性腎不全（CRF）という概念が使われてきました。しかし，慢性腎不全まで至らない腎機能低下の状態でも心血管疾患（CVD）のリスクが高く，不可逆的に腎不全へと進行することから，その進行を早期からくい止めるために，より大きな概念として提唱されたのが慢性腎臓病（CKD）なのです。

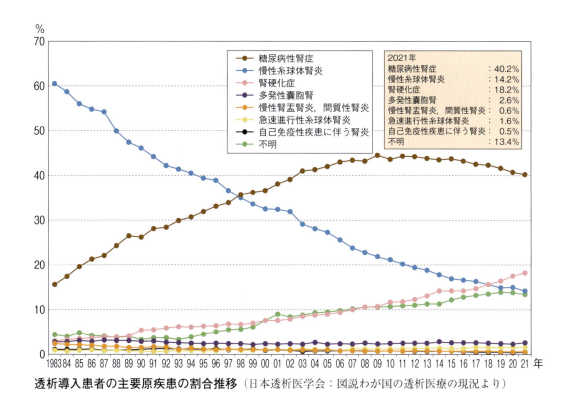

透析導入患者の主要原疾患の割合推移（日本透析医学会：図説わが国の透析医療の現況より）

　透析導入原因となる疾患を図に示します。二次性腎疾患で最も多く，かつ透析導入疾患の第1位は1998年に慢性糸球体腎炎から糖尿病性腎症に代わりました。以後，糖尿病性腎症が第1位となっています。

CKDがなぜ重要視されるのでしょうか？

　日本においてもCKD対策が非常に重要視されている理由として，糖尿病，高血圧，メタボリックシンドロームなどの生活習慣病が背景因子となり，自覚症状のないまま進行していくこと，成人の8人に1人がCKD患者であり，まさに国民病といえるほど多いこと，そして，末期腎不全（ESKD）・心血管疾患（CVD）のリスクが高く人々の健康を脅かしている上に，医療経済上も大きな問題であることが挙げられます。健康診断などで定期的に蛋白尿や血清クレアチニン値を検査することで早期発見し，早期に治療を開始することにより腎機能の低下を遅らせることが必要です。

CKDの重症度分類

　CKD重症度は原因，腎機能（GFR：糸球体濾過量），蛋白尿またはアルブミン尿で分類されます。ステージを色分けし，死亡，末期腎不全（ESKD），心血管死亡（CVD）発症のリスクを緑を基準に黄色，オレンジ，赤の順にステージが上昇するほどリスクが上昇します。従来，ステージはGFRで区分される腎機能のみを示しましたが，蛋白尿が独立した危険因子であることが確認されたため，GFRと蛋白尿の組み合わせで分類されるようになりました。

CKDの重症度分類（日本腎臓学会：CKD診療ガイド2012より引用）

原疾患	蛋白尿区分		A1	A2	A3
糖尿病	尿アルブミン定量（mg/日）		正常	微量アルブミン尿	顕性アルブミン尿
	尿アルブミン/Cr比（mg/gCr）		30未満	30〜299	300以上
高血圧 腎炎 多発性嚢胞腎 移植腎 不明 その他	尿蛋白定量（g/日）		正常	軽度蛋白尿	高度蛋白尿
	尿蛋白/Cr比（g/gCr）		0.15未満	0.15〜0.49	0.50以上
GFR区分 (mL/分/ 1.73 m^2)	G1	正常または高値	≧90		
	G2	正常または軽度低下	60〜89		
	G3a	軽度〜中等度低下	45〜59		
	G3b	中等度〜高度低下	30〜44		
	G4	高度低下	15〜29		
	G5	末期腎不全（ESKD）	<15		

重症度は原疾患・GFR区分・蛋白尿区分を合わせたステージにより評価する。CKDの重症度は死亡，末期腎不全，心血管死亡発症のリスクを緑　　のステージを基準に，黄　　，オレンジ　　，赤　　の順にステージが上昇するほどリスクは上昇する。（KDIGO CKD guideline 2012を日本人用に改変）

CKD の発症または進行の危険因子とその対応

高血圧，糖尿病，脂質異常，肥満・メタボリックシンドローム，過度の飲酒，喫煙，加齢などが CKD の危険因子と言われています。

主な治療の概要（日本腎不全看護学会編：腎不全看護，医学書院，2016，p.139 の図一部改変）

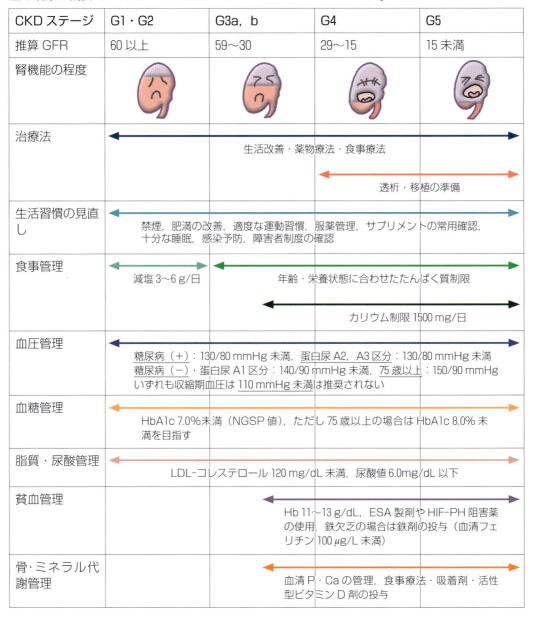

CKD ステージ	G1・G2	G3a, b	G4	G5
推算 GFR	60 以上	59～30	29～15	15 未満
腎機能の程度				
治療法	生活改善・薬物療法・食事療法（G1〜G5）／透析・移植の準備（G4〜G5）			
生活習慣の見直し	禁煙，肥満の改善，適度な運動習慣，服薬管理，サプリメントの常用確認，十分な睡眠，感染予防，障害者制度の確認			
食事管理	減塩 3〜6 g/日（G1・G2〜G3a,b）／年齢・栄養状態に合わせたたんぱく質制限（G3a,b〜G5）／カリウム制限 1500 mg/日（G4〜G5）			
血圧管理	糖尿病（+）：130/80 mmHg 未満，蛋白尿 A2，A3 区分：130/80 mmHg 未満／糖尿病（−）・蛋白尿 A1 区分：140/90 mmHg 未満，75 歳以上：150/90 mmHg／いずれも収縮期血圧は 110 mmHg 未満は推奨されない			
血糖管理	HbA1c 7.0% 未満（NGSP 値），ただし 75 歳以上の場合は HbA1c 8.0% 未満を目指す			
脂質・尿酸管理	LDL-コレステロール 120 mg/dL 未満，尿酸値 6.0 mg/dL 以下			
貧血管理			Hb 11〜13 g/dL，ESA 製剤や HIF-PH 阻害薬の使用，鉄欠乏の場合は鉄剤の投与（血清フェリチン 100 μg/L 未満）	
骨・ミネラル代謝管理			血清 P・Ca の管理，食事療法・吸着剤・活性型ビタミン D 剤の投与	

CKDステージごとの日常生活上の注意点

〈G1・G2〉

　この時期は高血圧，糖尿病などの治療や生活習慣の改善を行い，CKDの発症，進行予防に努めることが大切です。食事療法では減塩が重要になります。塩分と血圧の関係や高血圧が腎臓に与える影響などを説明し，生活にあった減塩ができるように支援します。CKDは身近な病気であることや，自覚症状がないまま進行していくことを理解してもらい，定期的な診察を中断しないことがとても大切です。蛋白尿が高度の場合は，専門医に相談し治療方針を検討します。

〈G3a,b〉

　検査データに変化が表れてくる時期です。顕性尿蛋白が出現したり，血液データ（尿素窒素やクレアチニン，尿素など）が上昇したりしますが，自覚症状が少なく，患者は自分の腎臓がどの程度悪いのか，CKDの症状や今後の経過についてなど理解できてない場合が多くあります。自分の病気についてどのように受け止めているのか，そしてどのように生活しているのか丁寧に聞き取るよう努めます。医師，看護師，管理栄養士，薬剤師，MSW，理学療法士など多職種が連携して個別・集団指導を行い，セルフケアを継続できるよう支援していきます。

　生活習慣の改善，食事，薬物療法が全ステージにおいて必要ですが，このステージでも継続して行います。

　食事療法は，①減塩，②タンパク質制限，③適切なエネルギー摂取を3本柱とします。糖尿病性腎症では，今までのカロリー制限の食事療法からCKDの食事療法に移行すると混乱してしまうことがありますので，今までの経過や生活背景，年齢によって個別の指導が必要になってきます。減塩食や低たんぱく食品の通販や配食サービスなどを利用するのも良いでしょう。また，運動に関しては，「安静」より「適切な運動の継続」が肥満や高血圧の予防・改善，そして高齢者においては心肺機能，筋力の維持のため必要と言われています。主治医と相談しながら適切な運動が継続できるよう支援します。

〈G4・G5〉

　ステージG4は腎機能低下が高度になってきている段階で，腎代替療法（血液透析，腹膜透析，腎移植）の情報提供を行います。それぞれのメリット・デメリットを説明し患者のライフスタイルに合わせた治療法が選択できるよう支援します。患者・家族の心理状態の把握も必要です。時には否認や怒りなどの感情を表出できるように見守り，徐々に受容の過程を踏めるよう精神的な援助も行います。ステージG5は末期腎不全（ESKD）といい，尿毒症症状が出現します。透析療法や腎移植が必要になります。患者の体調の変化を丁寧に観察し，症状出現時の対応（病院への連絡など）についても説明しておきます。

　腎代替療法については（p.14「3．腎代替療法」参照）

受容の過程については（p.177「17. 心の問題と対応」参照）

CKDの症状

CKDが進行すると以下の症状が出てきます。

腎臓の働き	腎機能低下の結果	症状
1. 老廃物の排泄	尿毒素が体にたまる	尿毒症症状（食欲低下，嘔気，口臭，意識障害，記憶力・思考力低下皮膚のかゆみなど）
2. 体液の調節	水分が体にたまる	循環血液量増加による浮腫・心不全症状・胸水・呼吸困難など
3. 電解質の調節	電解質の調整ができなくなる	高カリウム血症による不整脈など
4. 酸・塩基の調節	血液が酸性に傾く	呼吸や電解質のバランスが崩れる
5. 造血刺激ホルモンの分泌	エリスロポエチンの分泌低下により貧血になる	貧血による動悸，息切れ，顔色不良，ふらつきなど
6. ビタミンDの活性化	ビタミンDが活性化されないため血液中のカルシウムが不足する	骨がもろくなり骨折しやすい
7. 血圧の調節	レニンの過剰分泌	血圧の上昇
8. 不要になったホルモンの分解・排泄（インスリン・成長ホルモン・PTHなど）	ホルモンの分解・排泄ができにくい	低血糖のリスク上昇，骨・ミネラル代謝異常など。

3 腎代替療法

腎代替療法とは

慢性腎不全（CKD）から末期慢性腎不全に至った場合には，これまでの保存療法ではもはや無効となるため，生命の維持は何らかの腎代替療法が必要となります。

腎代替療法には，血液浄化療法（HD）・腹膜透析（CAPD）・腎移植があります。

血液浄化療法

血液浄化療法は血液の体外循環により，人工腎臓（ダイアライザ）またはヘモダイアフィルタに血液を通して尿毒素を除去するもので血液濾過法（HF）と血液透析濾過法（HDF）があります。（詳細は4．血液透析の原理を参照）

もっと知りたい人のために

1．血液濾過法（HF）

HF（hemofiltration）は透析液を流さずに，血液回路内に多量の補充液を流し，膜の孔から濾過液の流れと共に物質を濾過します。血液透析（HD）に比べて小分子量物質の除去は少なくなりますが，中・大分子量物質が多く除去できます。

2．血液透析濾過法（HDF）

HDF（hemodaiafiltration）とは，HDとHFを併用した治療法で，HDと同様に透析液を流し血液回路内に補充液を流します。そのため，HFの中・大分子量物質が多く除去できるという長所とHDの小分子量物質が多く除去できるという長所を合わせもった方法です。透析アミロイド症に伴う関節障害，痒み，いらいら感，貧血などに効果があるといわれています。

通常の血液透析に加え，動脈血液回路より置換液を透析フィルタ（ヘモダイアフィルタ）に注入し置換液を同時に透析液側より同量を除去する方法を前置換といいます。静脈側血液回路から体内に注入し同時に透析液側から注入量と同じ量を除去する方法を後置換といいます。HDFには，さらにon-line HDFとI-HDFという方法もあります。

＊ダイアライザとヘモダイアフィルタは構造上の大きな違いはありませんが，ダイアライザはHD治療に用いられヘモダイアフィルタはHDF治療に用いられます。

  （1）on-line HDF

    従来のHDFでは多量の置換液が必要なため，煩雑で労力もかかります。そのため透析液を複数のフィルタで

清浄化し置換液の代わりに使用し，血液回路から体内に注入します。これにより多くの補充液が確保でき，小・中・大分子量物質を幅広く除去することができます。

現在 on-line HDF の治療を行うためには，on-line HDF 専用機として認可された透析装置で on-line HDF 専用のヘモダイアフィルタの使用が義務付けられています。

(2) I-HDF (Intermittent Infusion Hemodiafiltration)

『間歇補充型血液透析濾過』といいます。I-HDF では間歇的（例，30分に1回程度）に逆濾過による補液を定期的に行うことで物質交換が促進され，補充液と同量の濾過（除水）を計画的に行う治療です。on-line HDF の一法として認められた治療でプラズマリフィリング*の促進により，末梢循環の改善循環動態の安定などの効果により，治療中の血圧低下が軽減できます。on-line HDF と異なり逆濾過により，ダイアライザの透析液側から血液側に直接補液されるのが特徴で，ファウリング（タンパク成分の膜付着）の抑制効果があるとされています。

＊除水によって除去された血管内の水分を補うため細胞内（間質内）から水が移行してくる現象

3. 体外限外濾過法（ECUM）

ECUM（extracorporeal ultrafiltration method）とはダイアライザに透析液を流さずに，限外濾過圧（陰圧）により除水だけを行う治療法です。

透析液を流さないため，物質の移動が少なく，浸透圧が保たれるため，血圧の変動が少ない状態で除水ができます。

4. 吸着型血液浄化法（リクセル）

リクセルは通常の血液透析に組み合わせて行い，ダイアライザの前に直列に接続します。血液がリクセルを通過すると β2 ミクログロブリンが選択的に吸着され除去することができます。長期の透析合併症にみられる透析アミロイド症が適応となります。

CAPD［連続(持続)携行式腹膜透析］

内臓を覆っている腹膜を透析膜として利用し，腹腔内に約2Lの透析液をカテーテルから直接注入し一定時間貯留させ，腹膜を介して透析液と血液中の水分や尿毒素・塩分などの物質交換をさせて血液浄化を行う方法です。腹膜透析液中にはナトリウム，カルシウム，マグネシウム，クロール，乳酸，ブドウ糖などの物質が入っていて，透析液の排液と注液（バッグ交換）を1日4～5回毎日繰り返し行います。

CAPD は定期診察以外で病院に通院する必要はなく，毎日の治療は自宅や職場で行うことができるため，それぞれの生活スタイルに合わせ，医師と相談して治療の時間帯を決めることができます。また，心血管系などへの負担が少なく，残腎機能の維持も期待できます。食事制限など血液透析と比較し緩やかであることも CAPD の特徴です。

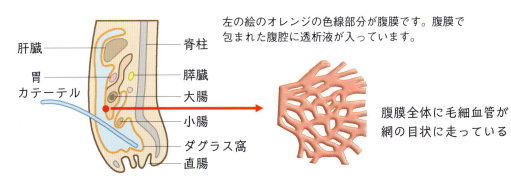

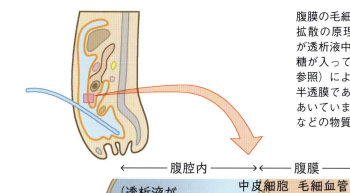

腹膜の毛細血管を流れる血液と腹腔内の透析液で拡散の原理（p.23 参照）によって血液中の物質が透析液中に移動し除去されます。また，ブドウ糖が入っていることにより，浸透圧の原理（p.24 参照）によって水分が除去されます。
半透膜である腹膜を拡大してみると，小さな孔があいています。その小さな孔から尿毒素，電解質などの物質の出入りが行われます。

穴を通らないもの
- 赤血球
- 白血球

穴を多少通るもの
- タンパク質（1 日 5～10 g）

穴を通るもの
- 尿毒素（尿素窒素，クレアチニン，尿酸，中分子量物質など）
- 電解質（Na，K，Ca，P など）
- 水

● 腹膜の穴は大きいため，血液透析に比べて，中・大分子量物質の除去がよい。
● 白血球は腹膜炎などの炎症時には穴を出入りする。

〈バッグ交換〉

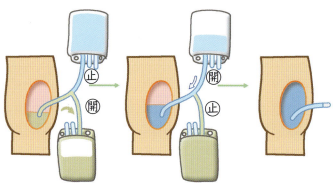

排液（約 20 分）　　注液（約 10 分）　　ためる（約 4～6 時間）
　　　　　　　　　　　　　　　　　　自由に動ける

〈昼間にバッグ交換をする場合〉　〈夜間にバッグ交換をする場合〉

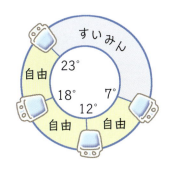 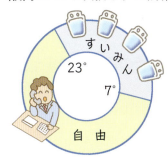

(1) 昼間にバッグ交換をする場合

バッグ交換は仕事や日常生活に合わせて1日4～5回行います。1回のバック交換に要する時間は約30分（排液：約20分，注液：約10分）

(2) 夜間にバッグ交換をする場合

夜間睡眠中にAPD装置（自動的に透析液の注排液を行う装置）を使用し5～10時間程度かけて，腹膜透析液の注入，貯液，排液を自動で交換を繰り返します。昼間のバッグ交換の回数を減らしたり，なくしたりすることができるため，昼間の時間を有効に活用することができます。

もっと知りたい人のために

腹膜透析液の腹膜への影響

腹膜透析液は高濃度のブドウ糖（1.5～4.5%）とミネラルから組成されています。ブドウ糖は短期間ではさほど人体への影響はありませんが，腹膜が長期にわたり繰り返しブドウ糖にさらされると腹膜の劣化が起こります。腹膜機能に変化が起きると除水能の低下や腹水の出現などが起ります。

腹膜透析開始時は，リンパ管吸収より限外濾過が多く，2時間前後で除水量が最も多くなります。その後リンパ管吸収量の低下に伴い除水量は減少していきます。

腹膜機能が低下し，除水不良で除水量が低下したときに用いられるのがイコデキストリン透析液です。イコデキストリンはブドウ糖透析液と違い，貯留時間が長時間になればなるほど限外濾過量が増加し，除水量が増加します。理由は，イコデキストリンが腹腔内にとどまっている時間が長く，腹腔内の濃度が低下しないためです。

在宅血液透析（HHD：home hemodialysis）

1. 在宅血液透析とは

在宅血液透析は，患者の自宅で患者と介助者が協力し，血液透析を行う治療です。この治療は，生活のリズムに合わせて血液透析のスケジュールを組むことができるため，十分な社会復帰が可能です。在宅血液透析では，患者自身が透析の準備から自己穿刺，透析開

始・終了操作，透析中の観察，トラブル時の対処，後片付けなど，血液透析に必要な知識と技術を習得し安全で確実な血液透析を行うことが大切になります。

2. 在宅血液透析の適応基準
(1) 透析患者本人が希望し，介助者の同意があること
(2) 重い合併症がないこと
(3) セルフケアができること
(4) 透析装置・水処理装置の設置場所，必要な材料を保管する場所があること
(5) 医師から在宅血液透析の承認を受けていること
(6) 社会復帰を目指している。または，生活設計上有用である

3. 在宅血液透析に移行するまでの経過
　在宅血液透析に関わるスタッフが，在宅血液透析を希望する患者・介助者と面接を行います。面接を行ったスタッフが在宅血液透析の適応と判断したのち，患者自宅に下見訪問を行い家庭の状況や水質のチェックを行います。その後，自宅で患者・介助者ともに自宅で約3～4週間の通信教育を実施します。その後約3～6週間院内で在宅血液透析の教育を行います。教育終了時には実技テスト・筆記テストを行い知識と技術の習得度を確認します。テスト結果と教育中の状況を移行会議で検討し可能と判断されたのち，在宅血液透析の実施になります。

　在宅血液透析に移行後は，継続教育を行いながら知識と技術を深めていきます。
　毎月1回の定期診察では体調を診ながら透析の条件や処方を調整します。透析装置のメ

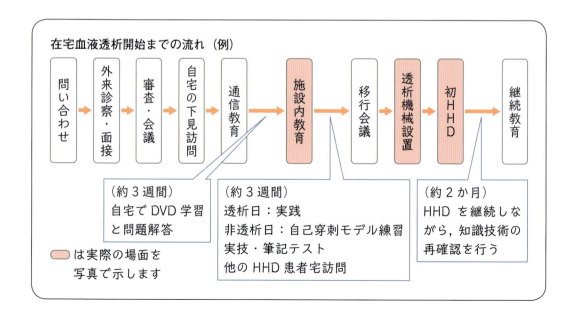

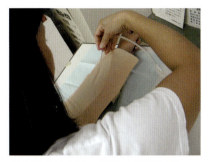 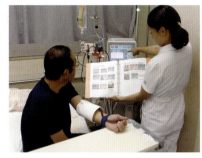

①自己穿刺モデル練習（非透析日）　②透析中の指導風景

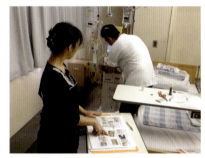 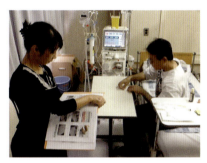

③透析日実践（プライミング）　④透析日実践（開始操作）

施設内教育

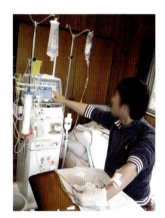 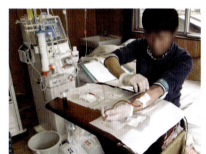 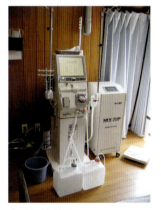

①初 HHD 透析開始　②初 HHD（自己穿刺）　③透析機械設置

自宅での初 HHD の様子

ンテナンスに定期的な訪問を行います。体調不良の時や透析中のトラブル，機械の異常に対して，専門医療スタッフと 24 時間いつでも連絡が取れる体制を整えています。

もっと知りたい人のために

　在宅血液透析をめぐる社会的ならびに医療経済環境の整備，在宅透析管理システムの調査・開発，在宅透析機器の開発，そして在宅血液透析の普及・発展をはかることを目的に活動しているのが在宅血液透析研究会

（http://jshhd.jp/）です。
　ホームページでは在宅血液透析の実際を動画でもみることができます。

腎移植

　腎移植は慢性腎不全患者が他の人から健康な腎臓を提供してもらい，腎機能が回復する治療法です。腎移植には，『生体腎移植』と『献腎移植』があります。
　腎臓の提供を待っている人を「レシピエント」，腎臓を提供してくれる人「ドナー」と呼びます。

1．生体腎移植

　健康な親族から2つあるうちの1つの腎臓を提供してもらい行います。ドナーは基本的に民法の定める6親等以内の親戚及び3親等以内の婚姻（配偶者）が対象となります。移植希望病院を受診し，ドナーとなる人と共に適合性検査を受け，適合すれば移植手術となります。以前は親が子供に腎臓を提供する親子間の移植を主体でしたが，最近は配偶者間の移植が増加しています。

先行献腎移植

　透析治療を始める前または数回の透析治療を受けてから腎移植を受ける方法で増えています。

2．献腎移植

　腎臓に問題のない方が脳死後または心臓死された際に，亡くなられたご本人・ご家族の遺志により腎臓を提供して頂くことにより移植する方法です。献腎移植を希望する場合は，透析施設から移植施設での検査をしたのち，日本臓器移植ネットワークへの移植希望登録が必要となります。

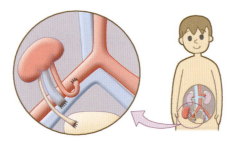

もっと知りたい人のために
　腎移植に関しては，日本移植学会（http://www.asas.or.jp/jst/），日本臓器移植ネットワーク（https://www.jotnw.or.jp）などのホームページでさらに詳しい情報を得ることができます。

4
血液透析の原理・ダイアライザ・透析液

血液透析の働き

　血液透析［Hemodialysis（HD）］は，腎不全になり，腎臓がほとんど働かなくなったときに行われる治療方法です。しかし，腎臓の働きのすべてを代行することはできません。

　血液透析では糸球体に似た働きはしているのですが，体に必要なもの，不要なものを選択して再び取り込んだり，捨てたりする尿細管の働きはしていません。また働いている時間を比べてみても，腎臓が1日24時間働いているのに比べ，血液透析では1週間に12～15時間と短くなっています。

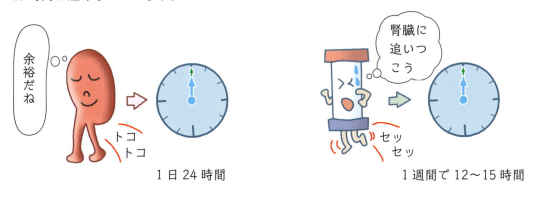

1日24時間　　　　　　　　　　　1週間で12～15時間

　このように，血液透析は腎臓に比べて質的にも時間的にも不完全なものであり，それだけに食事や運動など，日常生活のすごし方に注意が必要になります。

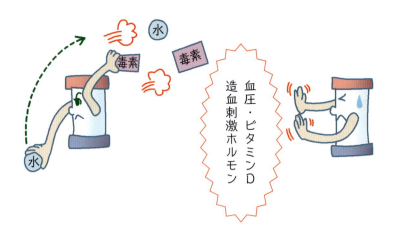

血液透析の働き

1. 尿毒素を取り除く
2. 余分な水分を取り除く
3. 電解質を調節する
4. 血液のpHを一定に保つ

血液透析の原理

1. 物質の取り除き方・補われ方

　血液透析では，ダイアライザの中で，血液と透析液が半透膜を介して接することにより，体の中にたまった尿毒素が捨てられ，体に不足している物質が補われます。

　ダイアライザの中には，半透膜という薄い膜が入っており，これを特殊な電子顕微鏡でのぞいてみると，小さな無数の穴があいているのがわかります。この穴を通っていろいろな物質が出入りするのですが，物質の大きさによって，膜の穴を通るものと通らないものがあります。

　図で膜の穴を通るものと通らないものを見てみましょう。

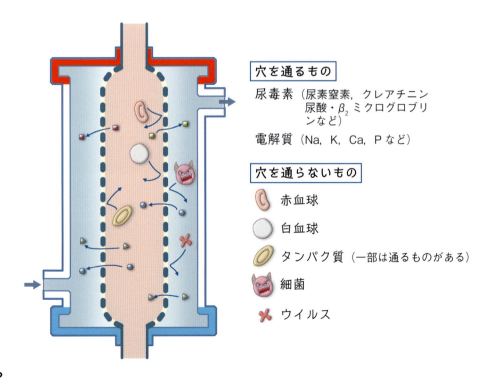

穴を通るもの

尿毒素（尿素窒素，クレアチニン
　　　　尿酸・β_2ミクログロブリンなど）

電解質（Na，K，Ca，Pなど）

穴を通らないもの

赤血球

白血球

タンパク質（一部は通るものがある）

細菌

ウイルス

拡散の原理

膜に小さな穴があいているだけで，なぜ物質の移動がおこるのでしょうか。それは『半透膜を境にして濃度の異なる溶液を入れると，中の物質は，自然に混ざりあって均一になろうとする』現象がおこるためです。これを拡散といいます。

それでは尿素窒素とカルシウムの移動を例にあげて考えてみましょう。

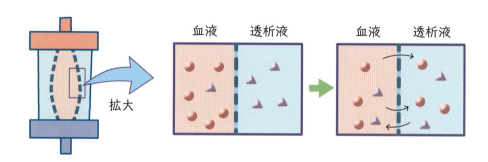

例1) ●を尿素窒素とすると，透析液には全く含まれていないので，均一になろうとして血液中の尿素窒素は透析液中へ移動する。

2) ▲をカルシウムとすると，血液中のカルシウムは少ないので，透析液中にカルシウムを多く入れておくと，均一になろうとして透析液中のカルシウムは血液中へ移動する。

吸着

ダイアライザの透析膜の中には，物質を吸着するタイプがあります。透析膜と物質の間に引っぱる力が働き，透析膜の表面に物質がたまります。$β_2$ミクログロブリンを吸着できる透析膜もあります。

2. 水分の取り除き方

体内に貯留した水分はどのようにして取り除かれるのでしょうか。それは，次に説明する，限外濾過や浸透圧によって取り除かれます。

限外濾過

血液透析では，『機械的に圧をかけて水を取り除く』限外濾過の原理を応用して，体にたまった水分を取り除いています。これには，陽圧と陰圧があり，透析液供給装置によって異なります。現在では，陰圧による方式が主流になっています。

陰圧

透析液側に引っぱる圧力をかけて，水を吸い出す方法を陰圧といい，それはちょうどストローでジュースを吸うのに似ています。

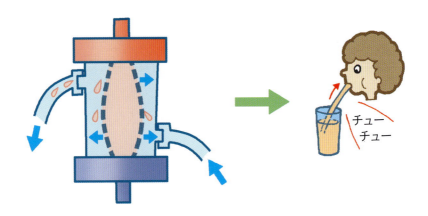

浸透圧

『半透膜を境にして，濃度の異なる溶液を入れると，水は濃度のうすい方から濃い方へと移動する』この水を引きつける力を浸透圧といいます。

- 血液と透析液の浸透圧はほぼ同じなので，実際には浸透圧差では除水されない（限外濾過によって除水される）。
- 腹膜透析では，浸透圧の原理を利用して除水される。

血液と透析液の流れ

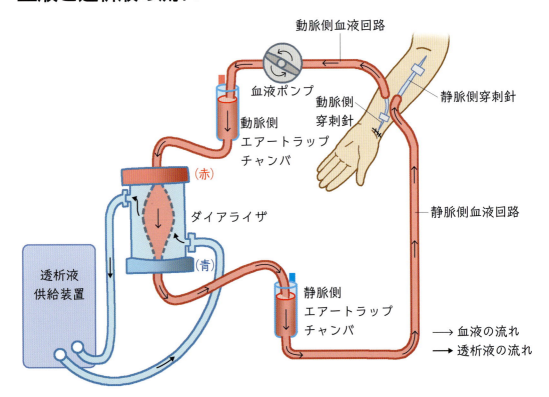

血液は血液ポンプによって，動脈側穿刺針から取り出され，一定量ダイアライザに送られています。

ダイアライザに入った血液は，ダイアライザの赤い方から青い方へ向かって半透膜の内側を通ります。

一方，透析液供給装置から送り出された透析液は，ダイアライザの，青い方から赤い方へ向かって，半透膜の外側を通っています。

このように血液と透析液はそれぞれ反対方向に向かって流れています。

ダイアライザできれいになった血液は，静脈側血液回路を通って体内にもどります。

ダイアライザ（血液浄化器）

ダイアライザは，腎臓の代わりをする大切なものです。ダイアライザの歴史・名前・滅菌法・面積・UFR・効率・膜の性質を知っておきましょう。

1. ダイアライザの歴史

わが国の慢性維持血液透析は1960年代後半にはじまり現在に至っています。初期にはコイル型やキール型（積層型）でしたが，1970年代からは透析効率や簡便さから現在のホローファイバー型（中空繊維型）に移行しました。

膜の材質も，最初はセルロース膜が主で尿素窒素などの小さい分子を除去し，適当な水分を除くことを目的としていました。1980年代になると透析期間が10年を越える人もみられ，さまざまな合併症が現れてきました。そこで，高性能膜（透析膜の穴を大きくした膜）が開発され，それまでの治療で問題になっていた貧血，骨痛，かゆみなどの症状が改善されるようになりました。

1985年には透析アミロイドーシスの原因物質がβ_2ミクログロブリンであると報告され，β_2ミクログロブリンを大量に除くことができる高性能膜ダイアライザの必要性が増していきました。1990年代以降は高性能で生体適合性のよい膜が主に使用されています。

現在の高性能膜は，分子量66,000のアルブミンの漏出量を微量にし，分子量30,000程度低分子量蛋白領域の除去性能を高めた膜が主流となっています。

2. ダイアライザの種類

ダイアライザには，中空繊維型，積層型などの種類があります。近年は中空繊維型のダイアライザが多く用いられています。

中空繊維型（ホローファイバー型）

細いストロー状の透析膜が，約8,000から20,000本束ねられて円筒状の容器に入ってい

ます。細いストロー状の膜の内側を血液が通り、1本1本の透析膜の外側を透析液が流れています。全部の透析膜を広げると、1.6 から 2.5 m^2 です。ちなみに、たたみ1畳が 1.62 m^2 です。

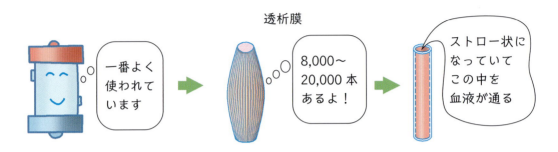

　このダイアライザでは、透析膜が細いストロー状になっているので、血液容量が少なくて膜面積が広く、透析効率がよいという特長があります。また透析膜の固定板がいらないところから小型化、軽量化されています。
　近年は透析膜の改良が進み、ダイアライザの残血や膜破れもほとんどみられなくなっています。

3. ダイアライザの仕様と性能

　ダイアライザの性能は、透析効率上最も大切です。膜の材質、厚み、穴の大きさ、膜面積によってダイアライザの性能は異なります。

	項目		特徴
仕様	1. 滅菌方法	高圧蒸気滅菌 ガンマー線滅菌 エチレンオキサイドガス滅菌（EOG滅菌）	・現在，主に高圧蒸気滅菌，ガンマー線滅菌が用いられている ・エチレンオキサイドガスによって，かゆみや発疹などのアレルギー様症状が出ることがある
	2. 膜の材質	**天然膜** 酢酸セルロース 改質セルロース	・膜の穴が比較的均一で密度が高いため，小分子量物質の効率がよい ・セルロース膜の穴を大きくし，中分子・大分子量物質の除去ができるようになった
		合成膜 PAN膜 PMMA膜 EVAL膜 PS膜　PES膜 PEPA膜　PAES膜	・天然膜に比べて膜の穴が大きいため，中分子・大分子量物質の効率がよい ・膜の穴が不揃いで密度が低いため，小分子量物質の効率が悪いものもある ・生体適合性が良い（血液と透析膜が触れることによっておこる生体の反応が少ない）
	3. 膜の厚み	10～60ミクロン	・膜が厚いと物質の抜けが悪く，薄いと物質の抜けがよい
	4. 膜の穴の大きさ	20～50 Å	・穴が大きいと，中分子・大分子量物質がよく抜ける
	5. 膜面積	0.6～2.5 m²	・膜面積が広いと効率がよい ・広すぎると不均衡症候群をおこしやすい
性能	6. 限外濾過率	5～80 mL/mmHg/hr	・1時間当たりに1 mmHgの圧を透析膜にかけた時に，何 mL 除水できるかを表わす。数値が高いほど除水が多くできる。
	7. クリアランス値	BUN：170～199 mL/分 Cr：145～195 mL/分	・尿毒素の抜ける効率を表わし，数値が大きいほど効率がよい ・一般に面積が大きいほど効率がよい
	8. ふるい係数	β_2ミクログロブリン：0.2～0.95	・尿毒素が濾過によって抜ける率を表わす

もっと知りたい人のために

血液浄化器（中空糸型）の機能分類 2013

治療法		HD					HDF		HF
		血液透析1)					血液透析濾過器2)		血液濾過器
		Ⅰ型		Ⅱ型		S型			
血液浄化器		Ⅰ-a型（蛋白非透過/低透過型）	Ⅰ-b型（蛋白透過型）	Ⅱ-a型（蛋白非透過/低透過型）	Ⅱ-b型（蛋白透過型）	(特別な機能をもつもの)	(後希釈用)	(前希釈用)	
測定条件	膜面積 A (m²)	1.5					2.0		2.0
	血流量 Q_B (mL/min) 希釈後 Q_B (mL/min)	200±4					250±5	250±5 490±20	250±5
	透析液流量 Q_D (mL/min) 流入 Q_D (mL/min)	500±15					500±15	600±18 360±11	
	濾液流量 Q_F/補充液流量 Q_S (mL/min)	15±1 (10±1mL/min/m²)					60±2 (30±1 mL/min/m²)	240±4 (120±2 mL/min/m²)	60±2 (30±1 mL/min/m²)
性能基準*1	尿素クリアランス (mL/min)	125≦		185≦		125≦	200≦	180*2≦	55≦
	$β_2$-MG クリアランス (mL/min)	<70		70≦		0≦	70≦	70*2≦	35≦
	アルブミンふるい係数 SC	<0.03	0.03≦	<0.03	0.03≦				
透析液または補充液水質基準		超純粋透析液水質基準					濾過型人工腎臓用補充液またはオンライン透析液水質基準		濾過型人工腎臓用補充液またはオンライン透析液水質基準
特徴*3		小分子から中分子（含む $β_2$-MG）溶質の除去を主目的とする。	小分子から大分子までブロードな溶質の除去を主目的とする。	小分子から中分子（含む $β_2$-MG）溶質の積極的除去を主目的とする。	大分子（含む $α_1$-MG）溶質の除去を主目的とする。	特別な機能*4：生体適合性に優れる。吸着によって溶質除去できる。抗炎症性、抗酸化性を有する、など。	拡散と濾過を積極的に利用し、小分子から大分子まで広範囲にわたる溶質の除去を目的とする*5。		濾過を積極的に利用し、中・大分子溶質の除去を主目的とする。

・ダイアライザ：分類：特定積層型（膜素材：AN-69：アクリロニトリル・メタルスルホン酸・ナトリウム）

血液浄化器（中空糸型）の機能分類 2013

		血液透析器		血液透析濾過器*1	血液濾過器
		アルブミンふるい係数*2			
		<0.03	0.03≦	S型	
$β_2$-MG クリアランス	70≦	Ⅱ-a型	Ⅱ-b型		
	<70	Ⅰ-a型	Ⅰ-b型		

*1 後希釈用もしくは前希釈用のどちらかの性能基準を満たさなければならない。基準を満たしたものは，膜を介して濾過・補充を断続的に行う「間歇補充用」にも使用可能である。
*2 アルブミン濃度の定量は BCG 法による。

＊参考文献（透析会誌 46（5），p.501～506）

透析液

　透析液は，透析液供給装置からダイアライザに，1分間に500 mL送られ，血液中からいらないものを取り除き，足りないものを補っています。
　ここでは，透析液の成分と役割，作成上の注意についてみてみましょう。

透析液の成分と役割

	健常者の血中濃度	腎不全	透析液濃度	透析後血液濃度
Na（ナトリウム）	135〜145 mEq/L	⇄	140 mEq/L	変わらない
K（カリウム）	3.5〜5.0 mEq/L	⇧	2.0 mEq/L	正常濃度に下がる
Ca（カルシウム）	8.4〜10.0 mg/dL	⇩	2.5〜3.0 mEq/L	補われる
Mg（マグネシウム）	1.2〜1.9 mEq/L（1.5〜2.3 mg/dL）	⇧	1.0 mEq/L	やや下がる
Cl（クロール）	95〜107 mEq/L	⇄	110〜114.5 mEq/L	変わらない
重炭酸（HCO_3）	27 mEq/L	⇩	25〜30 mEq/L	補われる
ブドウ糖	65〜110 mg/dL	⇨	100〜150 mg/dL	変わらない
BUN（尿素窒素）	10〜20 mg/dL	⇧	0	取り除かれる
Cr（クレアチニン）	♂ 0.6〜1.1 mg/dL　♀ 0.4〜0.7 mg/dL			
UA（尿酸）	♂ 3.5〜7.0 mg/dL　♀ 2.5〜6.0 mg/dL			
P（リン）	2.5〜4.5 mg/dL			
Osm 浸透圧	285〜295 mOsm/L	⇨	285〜300	変わらない

1. ナトリウム（Na）

　腎不全では，ナトリウムが尿から排泄されず，体にたまります。

　ナトリウムは，透析で除水することによって水分と一緒に取り除かれます。そのため，それ以上多くのナトリウムを取り除く必要はなく，透析液中のナトリウムは血液中とほぼ同じか，やや少な目に設定されています。透析中，血圧下降をおこしやすい人には，透析液中のナトリウムが血液中より高く設定されることもあります（高ナトリウム透析）。

2. カリウム（K）

　腎不全では，カリウムが尿から排泄されず，血液中のカリウムは多くなっています。そこで透析液中のカリウム量を少なくし，血液中の余分なカリウムを取り除きます。

　しかし透析液中のカリウムを0にすると，取り除かれすぎて低カリウム血症をひきおこすため，透析液中には，少しだけカリウムが入っています。

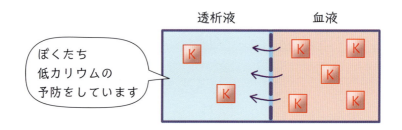

3. カルシウム（Ca）

　腎不全では，ビタミンDが活性化されないため，腸から血液中にカルシウムが吸収されません。このため血液中のカルシウムは少なくなるので，透析液から補われます。

　血液中のカルシウムの約半分は蛋白質と結びつき，残りの半分はイオン化カルシウムとなっています。透析液中のカルシウム濃度は，このイオン化カルシウムよりやや高くすることで，血液中にカルシウムを補っています。カルシウムやリンの調節に，炭酸カルシウムや活性型ビタミンDが使用されるため，透析液のカルシウム濃度は低めに設定される傾向にあります。

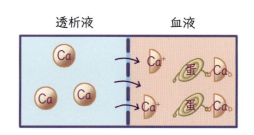

4. マグネシウム（Mg）

腎不全では，血液中のマグネシウムがやや高くなるため，透析液中のマグネシウムはやや低くしてあります。

5. クロール（Cl）

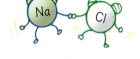

クロールは，ナトリウムと一緒に動きます。

透析液中のクロールは，血液中のクロールよりやや高目に設定してあります。

6. 重炭酸（HCO_3）

腎不全では，血液中に酸性物質がたまり，pH が酸性に傾きます。そのため透析液の中には重炭酸を入れて，血液中の pH を補正します。

7. ブドウ糖

ブドウ糖は，透析液の浸透圧を上げるためと低血糖防止のために入れてあります。通常，透析液の浸透圧は，血液の浸透圧とほぼ同じにしてあります。

8. 浸透圧

通常，透析液の浸透圧は，血液の浸透圧とほぼ同じにしてあります。

9. その他

BUN（尿素窒素），Cr（クレアチニン），UA（尿酸），IP（無機リン）などの物質は腎不全になると体にたまります。これらを十分に取り除くため透析液には含まれていません。

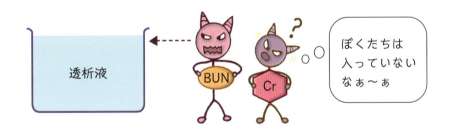

> **もっと知りたい人のために**
>
> **至適透析とは**
>
> 　至適透析はいろいろな表現で言い表されますが，どのように定義されるものか，を考えてみましょう。単純には，死亡率が低く生存率が高い透析で，透析アミロイドーシス，拡張型心筋症，異所性石灰化沈着や動脈硬化による血管病変―慢性閉塞性動脈硬化症・虚血性心疾患・心臓弁膜症・脳血管障害―や二次性副甲状腺機能亢進症などの合併症が生じず，日常生活において充分な QOL が保てる状態を維持する透析であると表現できます。

血液透析では，透析時間と透析回数は至適透析に関わる大きな因子です。透析時間でいえばフランスのCharra[1]らの長時間透析，透析回数でいえば連日透析・短時間頻回透析のほうが，4時間/回×3回/週の標準透析に比べ，生命予後は良好であることが報告されています[2), 3)]。

至適透析を透析除去物質の面から考えると，尿素窒素，K，Pなどの低分子物質の除去ばかりではなく，透析アミロイドーシスの原因物質であるβ_2ミクログロブリンのような大分子物質の充分な除去も必要です。ちなみにKt/V（尿素）は尿素の透析量を示す指標です。

また，Hb，Alb，K，P，Ca，副甲状腺ホルモンなどを適正な値に維持することも至適透析の目標といえます。

もっと知りたい人のために

透析液の種類，各種メーカーと組成表（2016年12月現在）

製品名	メーカー	mEq/L							mg/dL
		Na^+	K^+	Ca^{2+}	Mg^{2+}	Cl^-	CH_3COO^-	HCO_3^-	$C_6H_{12}O_6$
キンダリー透析剤 2D	扶桑薬品工業	140.0	2.0	3.0	1.0	110.0	8.0	30.0	100.0
キンダリー透析剤 2E	扶桑薬品工業	140.0	2.0	3.0	1.0	110.0	8.0	30.0	100.0
キンダリー透析剤 3D	扶桑薬品工業	140.0	2.0	2.5	1.0	114.5	8.0	25.0	150.0
キンダリー透析剤 3E	扶桑薬品工業	140.0	2.0	2.5	1.0	114.5	8.0	25.0	150.0
キンダリー透析剤 4D	扶桑薬品工業	140.0	2.0	2.75	1.0	112.25	8.0	27.5	125.0
キンダリー透析剤 4E	扶桑薬品工業	140.0	2.0	2.75	1.0	112.25	8.0	27.5	125.0
キドライム透析剤 T-30	扶桑薬品工業	140.0	2.0	3.0	1.0	110.0	8.0	30.0	100.0
リンパック透析剤 TA1	ニプロファーマ	138.0	2.0	2.5	1.0	110.0	8.0	28.0	100.0
リンパック透析剤 TA3	ニプロファーマ	140.0	2.0	3.0	1.0	113.0	10.2	25.0	100.0
Dドライ透析剤 2.5S	日機装	140.0	2.0	2.5	1.0	112.5	10.0	25.0	100.0
Dドライ透析剤 3.0S	日機装	140.0	2.0	3.0	1.0	113.0	10.0	25.0	100.0
カーボスター透析剤・P	エイワイファーマー	140.0	2.0	3.0	1.0	111.0	※	35.0	150.0

※カーボスターは酢酸（CH_3COO^-）は含まないがpH調整剤由来のクエン酸（$Citrate^{3-}$）2.0 [mEq/L] を含む

参考資料（各メーカーの透析液添付文書より引用，作成）

商品名	メーカー	日本標準商品分類番号	承認番号
キンダリー透析剤 2D	扶桑薬品工業	87341	22000AMX02107
キンダリー透析剤 2E	扶桑薬品工業		22000AMX02109
キンダリー透析剤 3D	扶桑薬品工業		22000AMX02108
キンダリー透析剤 3E	扶桑薬品工業		22000AMX02110
キンダリー透析剤 4D	扶桑薬品工業		22000AMX01017
キンダリー透析剤 4E	扶桑薬品工業		22000AMX01016
キドライム透析剤 T-30	扶桑薬品工業		22100AMX01739000
リンパック透析剤 TA1	ニプロファーマ		22000AMX01582
リンパック透析剤 TA3	ニプロファーマ		22000AMX01583
Dドライ透析剤 2.5S	日機装		22100AMX01571000
Dドライ透析剤 3.0S	日機装		22100AMX01572000
カーボスター透析剤・P	エイワイファーマー		21900AMX00206

参考資料は各製品の添付文章を参考にしています

5 透析液供給システム

水処理システム

　透析液の作成には水道水から作られる RO 水が用いられます。

　水道水には，カルシウムやマグネシウム，アルミニウム，塩素が含まれています。

　水道水の成分は地方によって違いがあり，また季節によって変動します。透析用原水として安全に使用できる水かどうか水質検査を行い，不純物を取り除き，RO 水を作成するために水処理装置を用いて次の順序で行います。

1. プレフィルタ

　水道水中の比較的粗い物質を取り除き，RO（逆浸透）装置や軟水装置を汚れや目づまりから保護します。

2. 軟水装置

　水道水中の硬度成分であるカルシウム（Ca）・マグネシウム（Mg）が高いと硬水症候群（いらいら，吐きけ，血圧の変動）をひきおこすため，ナトリウム（Na）と置き換えて取り除きます。ナトリウムが高くなるので濃度調整を行います。

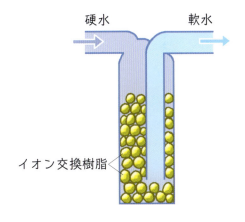

3. 活性炭フィルタ

　水道水中の遊離塩素・クロラミンは貧血の原因となるため活性炭フィルタで吸着し取り除きます。

4. RO（逆浸透）装置

水に高圧をかけ半透膜を通過させる逆浸透の原理を利用した装置で原水をきれいな RO 水にかえます。イオン（カルシウム，アルミニウムなど）の 95％，細菌はほぼ完全に除去できます。

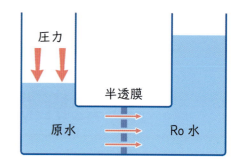

有害物質

クロラミン，アルミニウム（Al），フッ素，銅，マンガン（Mn），鉄，エンドトキシンなど

エンドトキシン

エンドトキシンはグラム陰性菌の外膜に含まれる毒性物質で，塩素によって死滅した細菌の死骸が破損し菌体が壊れると細菌の細胞に含まれるエンドトキシン（ET）という毒素が遊離します。水道水・RO 水・透析液に混入すると，体への影響も大きいことから水質汚染の指標として注目されています。エンドトキシンが体の中に多く入ると生体反応として寒け，発熱，血圧低下，ショック，脱力感，頭痛，はきけなどの症状が現れます。

透析液清浄化で期待される臨床効果

・腎性貧血の改善
・透析アミロイド症の発症抑制
・皮膚瘙痒の改善
・炎症反応（CRP）の改善
・最近では合併症（栄養障害，炎症，動脈硬化症候群）予防のため透析液清浄化が必要不可欠です。

もっと知りたい人のために

水質の管理基準には，透析液水質管理基準が提示され 2016 年度版透析液水質管理基準達成のための手順書 Ver.1.01 にて定めている。

4-1　生物学的汚染基準　透析用水 　　　生菌数：100 CFU/mL 未満　ET：0.050 EU/mL 未満	
4-1　生物学的汚染基準　標準透析液（standard dialysis fluid） 　　　生菌数：100 CFU/mL 未満　ET：0.050 EU/mL 未満	
4-1　生物学的汚染基準　超純粋透析液（ultra-pure dialysis fluid） 　　　生菌数：0.1 CFU/mL 未満　ET：0.001 EU/mL 未満（測定感度未満）	
4-1　生物学的汚染基準 　　　透析液由来オンライン調整透析液（オンライン補充液 online prepared substitution fluid） 　　　無菌かつ無発熱物質（無エンドトキシン）	

4-2 科学的汚染基準
　科学的汚染基準（ISO13959）と水道水質基準の一部分を抜粋

グループ	カテゴリー	科学的汚染物質	最大濃度（mg/L）	
			透析用水科学的汚染基準（ISO基準）	水道水質基準
第1グループ	透析での毒性が報告されている汚染物質	アルミニウム	0.01	0.2
		総塩素	0.1	基準なし
		銅	0.1	1
		フッ素化合物	0.2	0.8
		鉛	0.005	0.01
		硝酸塩（asN）	2	10
		硫酸塩	100	基準なし
		亜鉛	0.1	1
第2グループ	透析液に通常含まれている電解質	カルシウム	2	300
		マグネシウム	4	300
		カリウム	8	基準なし
		ナトリウム	70	200

2016年版　透析液水質基準. 透析会誌. 2016. 704

CFU：colony forming unit　コロニー形成単位　　ET：endotoxin　エンドトキシン
EU：endotoxin unit　エンドトキシン量

日本臨床工学技士会　透析液等安全委員会（2014.3.11）
日本透析医学会　2016年版透析液水質基準達成のための手順書 Ver.1.01（2017.7.24）

透析液供給装置

　透析用原水を水処理装置で作成したRO水を体温程度に温め，RO水と透析液原液を混合し，透析液を作ります。作られた透析液は，濃度・温度の確認の後，流量を調節してダイアライザに送られます。

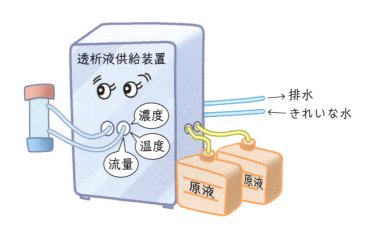

1. 透析液の条件
　（1）正しい濃度である
　（2）温度は37℃前後である

（3）一定の流量が流れている
　（4）清潔である

2．供給装置の種類
　（1）多人数用供給装置：一度に大ぜいの人の透析液を作って送る
　（2）個人用供給装置：1人用の透析液を作る

もっと知りたい人のために
透析装置の自動化
　近年，プライミング，脱血，補液，返血の各工程を自動化した透析装置が開発され，多くの透析施設で使用されてきています。
　自動化装置を使用することで，業務負担が集中する患者入室から開始までと，透析終了から次の準備までにおける業務の省力化，スタッフの手技を大幅にサポートすることが可能となってきています。また生理食塩液の代わりに清浄化された透析液を使用することも可能であり，作業の効率化と共にコスト削減も実現できるようになりました。また透析液の取り出し方には各社違いがあり，ダイアライザ手前に設置されたポート部から取り出す方式と，ダイアライザ部から透析液を逆濾過させて，取り出す方式があります。
　今後，自動化機能を搭載した透析装置の普及が予想され，透析治療を実施する透析スタッフにおいては，透析装置に対する知識と技術，並びに安全管理能力の向上に努めることが重要になってきます。

血液ポンプ

　血液ポンプは，シャントから血液をダイアライザに一定量送るために用います。使用上の注意事項を守って，正しく操作しましょう。

〔血液ポンプ使用時の注意事項〕
　1．血液回路は，血液ポンプの回転方向に合わせて固からず，ゆるからず取り付ける
　2．血液ポンプを回す前に，回転数は0にしておき，回す時は徐々に回転速度を上げる
　3．血液ポンプを回す前に，血液回路に止血鉗子を止めていないか確かめる
　4．血液回路の各接続部分を確実に接続する（静脈圧モニターライン・ヘパリンライン・穿刺針との接続部など）
　　（1）一般に，動脈側の穿刺針から血液ポンプまでに，すきまがあると空気誤入する
　　（2）一般に，血液ポンプから静脈側穿刺針までに，すきまがあると出血する

6 透析手順

透析手順の目的

(1) 血液の体外循環操作が安全に行われるようにする
(2) 透析条件の設定や透析中の観察, 開始・終了操作がマニュアルに沿って確実に実施できる
(3) 院内感染を予防するため, 血液汚染に留意する

- 細かい操作手順は各施設の手順書に順ずる。ここでは大まかな流れを理解しましょう。

【透析前の準備】
①開始時の必要物品の準備, ②プライミング・セッティング, ③体重測定, ④入室時の観察, ⑤透析条件指示の確認と設定, ⑥手洗い
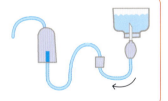

【透析開始操作】
①シャント肢の観察, ②穿刺, ③血液循環操作
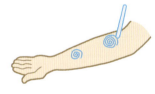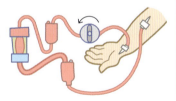

【透析中の観察・記録】

【透析終了操作】
①終了時の必要物品②透析終了前の観察・確認③返血操作④透析終了後の観察・記録

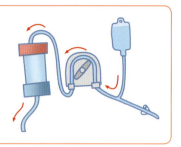

透析前の準備

1. 開始時の必要物品の準備

（各施設で必要物品は違いがあるため各施設の手順書を参照）

(1) 透析液供給装置の水洗が完了していることを確認して透析液を作成する。（供給装置により作成方法は異なる）

(2) ダイアライザ，血液回路，止血鉗子，生理食塩水，抗凝固剤，ディスポーザブル手袋，エプロン，ゴーグル，注射器，排液ロート，消毒綿，穿刺針2本（動脈用，静脈用），開始セット，駆血帯，聴診器，血液浄化記録用紙，ゴミ袋，非貫通性感染性廃棄ボックスを準備する。

2. プライミング・セッティング

　プライミングとは，ダイアライザ・血液回路内を洗浄し，気泡を除去，ダイアライザ・血液回路を生理食塩液で充填することです。清潔操作を遵守して行います。ダイアライザ・血液回路の不良や異物の有無を確認します。

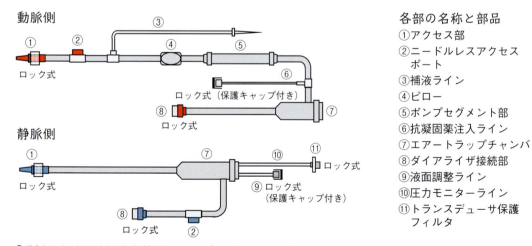

「透析用血液回路標準化基準 ver.1.00」日本臨床工学技士会透析装置安全委員会 2012
出典：透析用血液回路の標準化に関する報告書 2006

プライミング後，全てのクレンメが閉じているのを確認し，透析液ホースをダイアライザにつなぎ透析液を満たし空気を抜く

3. 体重測定

透析によって水分除去を行うために，水分増加量を正確に測定し，透析間における体重の変化量を把握し除水計画の指標につなげます。

(1) 種類
① 体重計の最少表示は 100 g 単位とする
② 数字の表示が大きく見やすいデジタル式表示の体重計が使用される

(2) 準備
① 体重計は振動などの影響を受けない平らな場所で，つねに一定の場所に設置する
② 体重計は壁などに接していないこと，測定時にぐらつきがないこと，体重測定前はゼロ表示になっていることを確認する

(3) 体重計周辺の確認
① 体重計周辺に物が落ちていないか確認する
② 床から 3 cm ほどの隙間があるため，鉛筆や消しゴムなどの筆記用具やゴミなどが入り，体重計に誤差が生じることがある

(4) 測定方法
① 透析室スタッフ立ち合いのもと，体重測定を行う
② 患者一人ずつ正確に体重測定していく
③ 体重計に乗るときに余分なものを持ったり，身につけていないかを確認する
④ 患者には体重計の中央部分に静かに乗り，数値が安定するまで身体を動かさないよう注意する
⑤ ふらつきやすい患者には，体重計付随の手すりを握ってもらい，身体を支持するように指導する
⑥ 測定者は患者の安全を最優先しながら，患者とともに体重を確認し合い計測する
⑦ 中央監視システムが導入されている施設では体重測定前に患者カードをカードリーダーに置き，患者の名前が表示されたことを確認する。名前を確認したのち患者へ体重計に乗ってもらい，体重が画面に表示されたら体重計から降りてもらう

4. 入室時の観察
(1) 患者氏名を確認する
(2) 患者の体重と血圧・脈拍・体温を確認する
(3) 全身状態を観察する
(4) 出血の有無を観察する

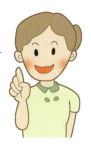

出血がみられたら，抗凝固剤の変更が必要な場合があるため，開始前に医師に報告しましょう

5. 透析条件指示の確認と設定
(1) ダイアライザの種類を確認する
(2) 適正体重に合わせた目標除水量，除水速度を確認する
(3) 透析時間，透析液濃度，透析液流量，透析液温度を確認する
(4) 抗凝固剤を確認後，抗凝固薬注入ラインに接続してセットし，注入速度を確認する
(5) 全ての条件を確認したら，血流以外の条件を設定する

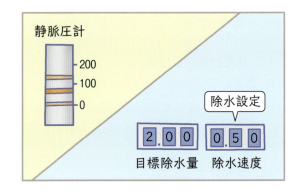

もっと知りたい人のために
適正体重とは
　日本透析医学会の「血液透析患者における心血管合併症の評価と治療に関するガイドライン」では，「体液量が適正であり透析中の過度の血圧低下を生ずることなく，かつ長期的にも心血管系への負担が少ない体重」とされている。

6. 手洗い
　透析患者は穿刺部位からの感染により生命を危険にさらす可能性があります。また，透析室では多数の患者に対し血液を扱う操作を行うため感染症が伝播しやすい環境であり，標準的予防策（スタンダードプリコーション）に沿った感染対策を行う必要があります

(p.108参照)。患者の処置に当たる毎に入念な手洗いを行い，血液汚染のあった手は，直ちに手洗いを行い他患者に伝播させないよう心掛けましょう。

　また，患者も同様に手洗いが必要ですが，特に透析開始前はシャント側の手をシャントから指先に掛けて丁寧に洗うよう指導が必要となります。

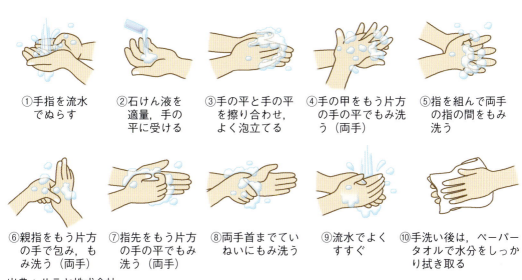

出典：サラヤ株式会社

透析開始操作

1. シャント肢の観察

　シャント部は視る，聞く，触れるなどの観察を十分に行い異常の早期発見に務める必要があります。

（1）視る

　手術記録からシャントの血管の走行，吻合方法，人工血管の種類，血液の流れの方向などを確認する。

　発赤，腫脹，疼痛，膿の有無など感染徴候の観察，瘤の形成や傷かぶれ，内出血などがないかシャント全体を観察する。

（2）聞く

　聴診器で吻合部から中枢に向かって広範囲にシャント音を聞く。

（3）触れる

　シャント部を指で触れ，皮膚のたるみや厚さ，硬さなどを触診する。

　血管の可動性，深さ，硬さ，壁の厚さ，弾力，軟らかさ，内空の大きさを血管に触れて確認する。

2. 穿刺

充分な透析を行うためには動脈側・静脈側の確実な穿刺が必須であると共に，穿刺の失敗は患者に苦痛を与えます。また，確実な穿刺・止血を行うことはシャントの長期開存に繋がります。穿刺や止血について大切なことを理解しましょう。

(1) 穿刺は十分に清潔な環境下で行う
(2) 穿刺前のシャント肢の観察（音，特に狭窄音は要注意，スリル，全体像，皮膚状態，テープかぶれなど）
(3) 穿刺部位を選択する。吻合部直近を避け，吻合部近くを選定しても5cmは離すのが望ましい。前回穿刺部より5mmずらす。再循環を防止する意味で両側の穿刺針の針先は5cm以上離す。また透析中にシャント肢を動かしても穿刺針の針先が移動しない場所を選択する
(4) 穿刺部を中心に円を描くように消毒を行い，駆血し静脈側より穿刺する。穿刺部の消毒には，消毒用アルコールのみ，消毒用ポピドンヨード液のみが使用される。または消毒用アルコールと消毒用ポピドンヨード液が併用される
(5) 自己血管（AVF）の平均的な穿刺角度である25度前後で穿刺する
(6) 金属針で穿刺する場合は，穿刺針の針先が血管壁を通過したら穿刺針を寝かし，慎重に針先をゆっくりと抵抗のない方向に押し進める

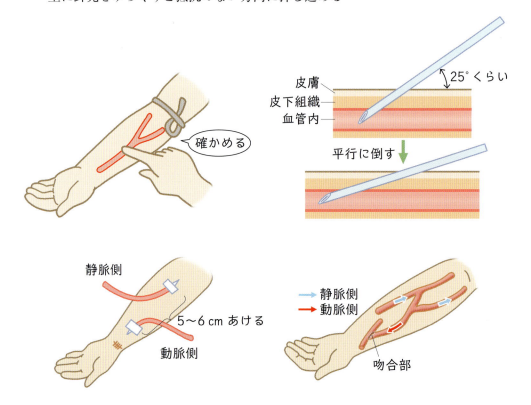

（7）外套針のときは，血管壁を通過した時点で内針を少し抜いて，外針のプラスチック管を血管内腔に沿って押し込むようにする

> もっと知りたい人のために
> 詳しい内容はコラム【穿刺の注意事項】を参照

3．血液循環操作

（1）動脈側の穿刺針と動脈側の血液回路を接続し，血液ポンプを100 mL/分以下で回転し，脱血状態を確認する

（2）抗凝固剤を注入する（個人に合わせた初回注入量を注入）

（3）ダイアライザ・血液回路が薄赤くなったら，空気が入らないように静脈側の血液回路と静脈側の穿刺針を接続し，血液ポンプを決められた血流量に合わせて設定する

（4）静脈圧が安定したことを確認し透析用監視装置の透析スイッチを押し透析を開始する

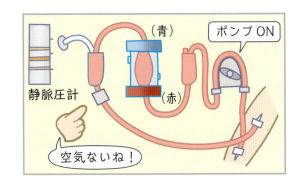

- 動脈側と静脈側の回路を同時に接続して血液循環をする方法もあります。

透析中の観察・記録

1時間ごとに以下の項目を観察し記録します

体の状態を知る	十分な透析を	安全な透析を
・血圧 ・脈拍 ・体温 ・全身状態	・血流量 ・透析液流量 ・除水量（限外濾過圧） ・透析時間	・透析液濃度 ・透析液温度 ・静脈圧 ・TMP（膜間圧力差） ・抗凝固剤の注入量・速度 ・目視による凝血・空気・出血確認 ・穿刺針と血液回路接続部のゆるみ・はずれ ・血液回路の固定・屈曲

終了操作手順

　終了操作の目的は体外循環された血液を清潔かつ安全に体内に戻すことです．感染予防および安全のため作業が終了するまでは透析監視装置から離れないようにしましょう．

- 細かい操作手順は各施設の手順書に順ずる

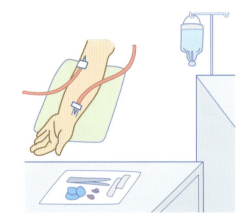

1．終了時の必要物品

　生理食塩液，消毒物品，ディスポーザブル手袋，エプロン，ゴーグル，終了セット，ゴミ袋，止血ベルトなど

2．透析終了前の観察・確認

(1) 事前に手洗いをし，予定した除水が完了し，指示された透析時間が経過していることを確認する
(2) 患者の血圧変化，状態を観察する
(3) 検査・薬剤投与の有無を確認する

3．返血操作

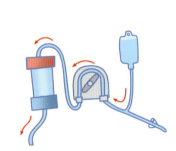

(1) 血液ポンプを 100 mL/min 程度に血流を下げる
(2) 採血，注射を確認し実施する
(3) 補液ラインから生理食塩液を流し，血液を体内に戻す
(4) 生理食塩液がなくなったら，血液ポンプを止め，針を抜き止血する
(5) ダイアライザの残血の有無を確認する
(6) 使用済みのダイアライザ・血液回路は，残血の漏れがないよう閉鎖状態にし，感染性廃棄物として廃棄する

※全自動透析装置による透析液での返血もある

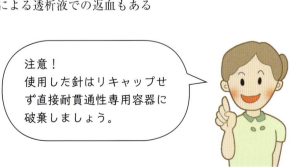

注意！
使用した針はリキャップせず直接耐貫通性専用容器に破棄しましょう．

4. 止血と保護

(1) 止血前に血圧確認と共に血管の走行，深さ，皮膚と穿刺孔のずれ等を確認する
(2) 穿刺部を10％ポピドンヨードで消毒する
(3) 穿刺針の固定テープをはがし，針の刺入部に滅菌ガーゼを当て穿刺針を抜去する
(4) 針を抜くと同時に滅菌ガーゼでスリルを確認しながら，スリルが消失せず，ガーゼに出血してこない程度の強さで圧迫する
(5) 血管の真上から穿刺しているわけではないので，実際の血管の孔は皮膚の孔とは数ミリずれている場合もあることを念頭に置き圧迫する
(6) 内シャントでは初めの5分程度はスリルが確認できる圧力とし，以後5〜10分程度徐々に弱める
(7) 止血バンドを使用する場合は個人専用のものとする
(8) 止血が確認されたら，滅菌医材で穿刺部を保護する
(9) 感染が起きやすい人工血管内シャントは，止血確認後もう一度10％ポピドンヨードで穿刺部を消毒してから滅菌医材で穿刺部を保護する
(10) 止血終了後異常のないことを確認してから患者を退室させる

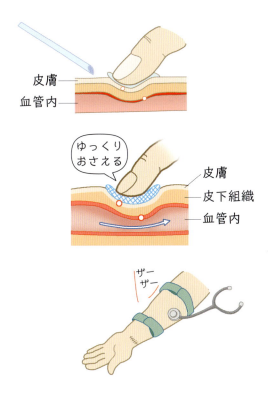

5. 透析終了後の観察・記録

血圧, 脈拍, 体重測定, 一般状態を観察し記録します。

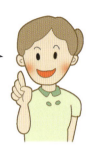

除水により透析後は起立性低血圧を起こしやすいため, めまいやふらつきによる転倒・転落に注意しましょう

もっと知りたい人のために

● 穿刺時に知っておきたいこと

1. **穿刺時の注意事項**
   (1) 広範囲な穿刺部の選定
   (2) 同一部位の反復穿刺をできるだけ避ける
   (3) 自分のタイミングで, 集中して慌てない
   (4) 失敗したらまず患者のケア, 深追いせず助けを呼ぶ
   (5) 痛くない穿刺はないので, 必ず患者の反応を見て聞く
   (6) 穿刺痛が強い患者にはリドカインテープ貼付などを考慮する
       リドカインテープは穿刺の1〜2時間前, 遅くとも穿刺の30分前までには貼付する
   (7) 自己血管の穿刺は手術後10日以上経過してからが望ましい

2. **人工血管の穿刺時の注意事項**
   (1) 穿刺部位を選定し, 10%ポピドンヨード液で広範囲に消毒し, 2〜3分間程度乾燥させる
   (2) グラフト全体にまだ浮腫が残っている場合は, 周囲を指で押すとグラフトが一時的に浮き上がる
   (3) 同一部位での反復穿刺を避けてグラフト血管全体にまんべんなく穿刺することが望ましい
   (4) 人工血管（AVG）の穿刺角度は自己血管（AVF）よりも鈍角での穿刺が望ましい。
   (5) 穿刺角度は45度, 血液の逆流があったら外套のみ挿入する
   (6) ループ型人工血管の場合は, 再循環に気をつける（p.98参照）

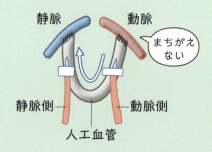

3. 自己抜針予防のテープの固定

(1) テープは回路を囲むように覆い，皮膚に密着するΩ（オーム）固定や，テープで回路とカニューレ接続部等を交差してから皮膚に密着させるα（アルファ）固定などテープと皮膚及び回路との接触面積が大きくとれる方法を用いる
(2) ルアーロック部には，テープ固定は行わない
(3) 穿刺針のシリコン部には，テープ固定は行わない
(4) 一度貼ったテープは貼りなおしは行わない
(5) 回路を患者に持たせる場合は，ループ状に固定してから持たせる
(6) 不穏・認知症を合併している患者には回路を持たせない

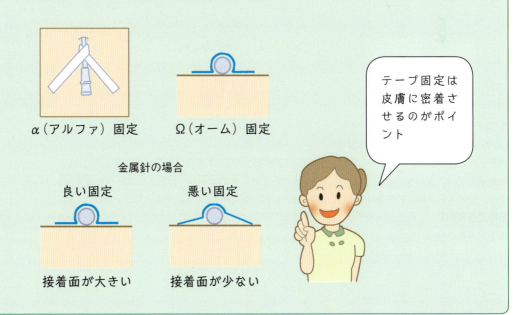

7 バスキュラーアクセス（シャント）

　血液透析を行うには，血液を体外に出し，浄化後の血液を再び体内に戻すことが必要です。この血液の出入りにかかわる仕組みをバスキュラーアクセスと呼びます。

　バスキュラーアクセスにはいくつかの種類がありますが，動脈と静脈を直接つなぎ合わせ，拡張した静脈に穿刺する「シャント」が最も多く用いられています。

　バスキュラーアクセスは血液透析において絶対に欠かせないものです。バスキュラーアクセスを長期にわたって使用するためには，閉塞・狭窄，感染，出血などの合併症を予防することが重要となります。

バスキュラーアクセスの種類

シャント	自己血管
	人工血管
非シャント	カテーテル留置法
	動脈表在化法
	動脈直接穿刺法

もっと知りたい人のために

　非シャントに分類される方法の詳細は，以下の通りです。
カテーテル留置法：緊急透析時などに一時的に内頸静脈，大腿静脈にカテーテルを留置する方法。
動脈表在化法：深部を流れる上腕動脈，浅大腿動脈を皮下まで挙上し，針を刺しやすくする方法。低心機能で，シャントによる多量の血液還流により，心不全になるおそれがある患者に適応となる。
動脈直接穿刺法：動脈に直接穿刺する方法で手術の必要はないが，穿刺・止血には充分な注意が必要となる。動脈が荒廃するので頻回には行えない。

シャントの種類

自己血管

　自己動脈と自己静脈を吻合し，動脈の血液の一部を直接静脈に流します。吻合の方法には端側吻合と側々吻合があります（下図参照）。原則，利き腕とは逆の腕を使用し，穿刺部位がたくさんとれるよう，できるだけ末梢側で吻合します。

　このシャントは作製後すぐには使用できず，静脈の発達を待つ必要があります。そのため，腎機能が低下してきたら計画的に作製し，透析導入の準備をしておきます。

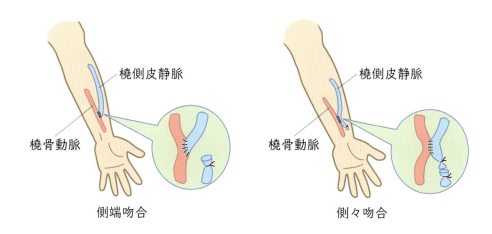

人工血管

　自己血管でのシャント作製が困難なときは人工血管を移植しますが，自己血管内シャントに比べ，閉塞・感染が起こりやすくなります。

　人工血管の種類には，主にテフロン製（e-PTFE）とポリウレタン製があります。テフロン製は比較的感染しにくく，長持ちしますが，術後2〜3週間経たないと穿刺することができません。ポリウレタン製は手術翌日から穿刺できますが，折れ曲がりやすいなどの欠点があります。

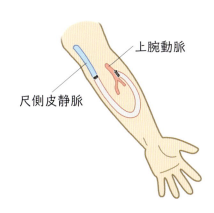

シャント閉塞・狭窄

閉塞・狭窄はシャントの合併症として頻繁に起こります。狭窄があると脱血不良・再循環などが起こり，効率的な透析ができなくなります。閉塞してしまうと透析はできません。閉塞・狭窄は早めに対処することが重要です。

1. 原因
(1) シャント部の圧迫による血流の妨げ
(2) 頻回穿刺による血管の荒廃
(3) カルシウムやリンの沈着による血管の石灰化
(4) 動脈の強い血流による，シャント静脈の血管内膜肥厚
(5) 低血圧や透析後の急激な血圧低下
(6) 炎症反応の上昇による血液凝固能の亢進
(7) 下痢や嘔吐，多量発汗による脱水

2. 症状
(1) シャント音の変化（狭窄音，拍動音，弱くなる・消失など）
(2) 血栓によるシャント部の痛み
(3) 血流の遮断によるシャント肢の冷感
(4) 血管の硬結
(5) 透析中の静脈圧上昇，脱血不良
(6) 止血時間の延長

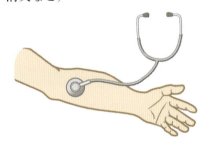

3. 予防・患者指導のポイント
(1) 患者自身で異常が早期発見できるよう，シャント音・血流の振動（スリル）でシャント血流を確認する方法を説明し，異常があるときは早めに病院へ連絡するよう指導する。
(2) 同一部位の穿刺を避けるため，貼付用局所麻酔薬を貼る位置を変えるよう指導する。
(3) 止血ベルトを使用するときは，強く巻くことで閉塞することがあるので，必ずシャント音を確認し，巻いたままにしないよう指導する（外す時間を説明する）
(4) 手枕，腕時計，血圧測定など，シャントを圧迫する行動を避けるよう指導する。
(5) 透析後の急激な血圧低下や脱水が起こらないよう，日常生活管理について指導する。
(6) 血管を発達させるために，シャント肢の運動の方法を指導する（自己血管内シャントの新規作成後のみ）

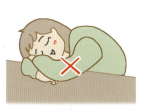
手枕

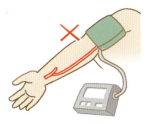
血圧測定

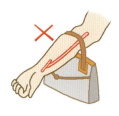
カバンをかける

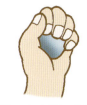
ボールを握る運動

4. 処置・対策
(1) 狭窄の徴候がみられたら，エコーやシャント造影を実施し，評価する。(p.56 参照)
(2) 必要に応じてPTA*（経皮的血管形成術），血栓除去術，再建術を施行する。(p.56 参照)

*PTA：percutaneous transluminal angioplasty

シャント感染

シャント感染は悪化すると細菌が血液内に入り，敗血症をひき起こすことがあるため，抗生剤の投与など早めの対処が必要です。人工血管は人体にとって異物であり，抗生剤の投与だけでなく，原則的に感染した人工血管を取り除く手術が必要となります。

1. 原因
(1) 不適切なシャント肢の洗浄や消毒
(2) 穿刺・抜針時の不潔操作
(3) 穿刺口や術後創部の不潔操作
(4) シャント肢の皮膚の発疹，テープかぶれ，乾燥によるバリア機能の低下
(5) 糖尿病などの基礎疾患による全身の抵抗力の低下

2. 症状
(1) 発赤・腫脹・熱感・疼痛
(2) 膿瘍の形成
(3) 細菌が血液内に入り，高熱など，全身状態が悪化する

手洗い

3. 予防・患者指導のポイント
(1) 透析前の正しい手洗い方法を指導する
(2) 適切な方法でシャント肢の消毒を行い，穿刺時・抜針時の操作が不潔にならないよう注意する
(3) 術後創部のガーゼや穿刺口のコットンが湿った状態であると細菌が繁殖するため，濡れないよう注意し，必要時は交換するよう指導する
(4) 貼付用局所麻酔薬や固定テープにより，皮膚が荒れることがあるため，患者に合った種類を検討する。また，貼る場所を毎回変え，範囲はできるだけ小さくするよう指導する
(5) 皮膚が乾燥しないよう日頃から保湿するよう指導し，皮膚に異常があるときは早めに対処する
(6) 感染徴候があるときは早めに病院へ連絡し，受診するよう指導する

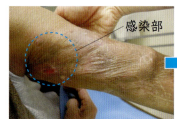
シャント感染

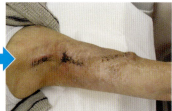
シャント感染部切除後

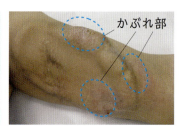
テープかぶれ

4. 処置・対策
(1) 抗生剤の投与（点滴・内服）を行う
(2) 抗生剤の投与で感染がおさまらないときは感染部を切除する手術を行う

シャント出血

シャントには動脈の血液が流れているため，シャント出血は大出血につながる可能性があります。
また，透析では抗凝固剤を使用するため，透析中や透析が終わってしばらくは出血しや

すい状態にあります。

1. 原因
(1) 転倒などによるシャント肢のケガ
(2) 手術後の創部からの出血
(3) 止血ミス，穿刺ミス後
(4) 瘤の破裂

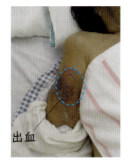
シャント内出血

2. 症状
(1) 内出血の場合：シャント血管の損傷により皮下で出血する状態で，急速に腫れて血腫を形成する
(2) 外出血の場合：シャント血管が損傷し血液が体外に流れ出る状態で，出血性ショックを引き起こす危険がある

3. 予防・患者指導のポイント
(1) 先端の鋭い物をシャントのそばに置かない。特に透析操作時のはさみや針に注意する
(2) 穿刺，止血時のトラブルに充分注意する
(3) シャント出血の危険性を充分理解してもらい，日常生活でも転倒やけがに注意するよう指導する
(4) 透析後，手術後は特に出血しやすい状態であることを説明する
(5) 自宅など病院外で出血したときは圧迫止血し，すぐに受診すること，緊急時は救急要請することを指導する

4. 処置・対策
(1) すぐに出血部を圧迫止血し，シャント専門医を受診する。圧迫のみで止血ができないときは手術にて止血処置を行う
(2) 内出血を保存的に治療する場合，当日は出血部を冷やし，翌日以降はあたためる

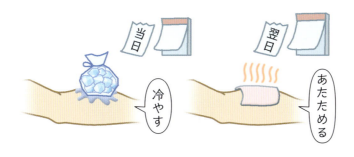

シャント瘤

　シャント瘤のある場所は血管内の圧力が高く，血管壁も薄くなっています。瘤内部には血栓が付着していることがあります。血流がないときは破裂の危険はないですが，血流がある場合は破裂し，大出血を起こす危険があります。

1. 原因
　(1) 動静脈吻合部，狭窄部などで起こるシャント内圧の上昇
　(2) 長期間の頻回穿刺による血管壁の荒廃
　(3) 穿刺・止血トラブルによる血管壁の欠落

2. 観察
　(1) シャント瘤の大きさと変化
　(2) 拍動の有無
　(3) 痛みの有無
　(4) 皮膚の薄さ
　(5) 感染徴候の有無（瘤の部分は皮膚が薄くなっているため感染しやすい）

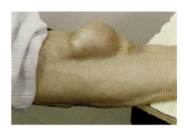

シャント瘤

3. 予防・患者指導の注意点
　(1) 瘤の部位は血管壁が薄くなっており，止血しにくく，破裂の危険もあるため穿刺しない
　(2) 瘤を作らないために穿刺部位を毎回変える
　(3) 急激に大きくなったり，皮膚が薄くなっている場合はすぐにシャント外来を受診するよう指導する
　(4) 物をぶつけるなど，外から強い力が加わると破裂する危険があるため注意するよう指導する

4. 処置・対策
　(1) 瘤の中枢部に狭窄がある場合，PTA（経皮的血管形成術）で狭窄部を拡張し，瘤内圧を下げる
　(2) 切迫破裂など，すぐに対処が必要なときは，人工血管によるバイパスなどの再建術，結紮術を行う

> **もっと知りたい人のために**
>
> 瘤とまちがえやすいものに血清腫があります。血清腫とは人工血管の壁面から血清成分がもれてできる半透明のゼリー状の腫瘤です。瘤と似ていますが，大きくならなければ特別な処置は必要ありません。処置をしても再発を繰り返すことがあれば人工血管を変更する必要があります。低蛋白，凝固能が低下している患者に起こりやすいと考えられています。

静脈高血圧症

　静脈の一部が狭窄し，正常な静脈の還流ができなくなった状態を静脈高血圧と言います。血流の還流が悪くなるため，むくみ，腫脹，静脈枝の怒張がみられます。原因は，狭窄やシャント本幹の閉塞，ペースメーカーの挿入などによる血流障害です。

　治療は，PTA（経皮的血管形成術）などで狭窄部を修復します。修復が困難なときや，むくみなどの症状が重いときはシャントを閉鎖し，再建術を行うことがあります。

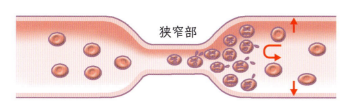
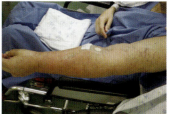

静脈高血圧症

スティール症候群

　本来指先にいく動脈の血流の一部がシャント血管に流れることにより，末梢の血流障害を起した状態をスティール症候群といいます。末梢の血流が悪くなるため，冷感やしびれ，血色不良，痛みなどの症状がみられます。さらに，重症化すると手指が壊死することもあります。

　治療は，手を温めるなど，まずは保存的に行います。保温で効果がないときや症状が重いときは，シャントの血流を減らす手術（シャント絞扼術）を行うか，シャントを閉鎖し，別の場所へ再建術を行うことがあります。

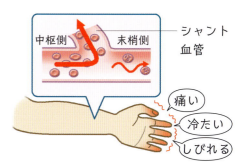

●検査法と治療法

シャント造影検査

シャント血管に造影剤を注入し、X線撮影をします。広範囲に観察が可能で、走行異常、狭窄度、石灰化などがわかります。

シャントエコー検査

侵襲が少なく、血管を立体的に観察することができるため、穿刺前に施行することもあります。造影検査ではわからない血管の断面や深さなどがわかり、血流量を測定することもできます。

PTA（経皮的血管形成術）

シャントの吻合部、狭窄部を経皮的に血管内に挿入したバルンカテーテルで拡張します。侵襲が少なく、短時間で施行でき、血管の温存が可能などの利点があります。しかし、一度拡張しても再度狭窄することが多く、繰り返しの治療が必要となることがほとんどです。血管を拡張するときは痛みが伴います。

再建術

シャント狭窄に対し、PTAは有効な治療法ですが、PTAで対処できない程の高度の狭窄があったり、PTAを施行しても早期に再狭窄する場合は再建術が適応される場合があります。狭窄以外では、シャント感染・出血・瘤・スティール症候群の修復のために再建術を行うことがあります。再建術は自己血管での再建が基本ですが、自己血管での再建が困難な場合は人工血管を使用することがあります。再建術の際は、患者の年齢や透析歴、血管の状態などが考慮され、その人に合った方法が選択されます。

8 栄養と食事療法

　正常な腎臓は1日24時間，1週間で168時間働いていますが，血液透析では，週3回（約12～15時間）の短時間しか腎臓の代行はできず，また腎臓の働きの全てを補うことはできません。そこで，食事の量やバランスを調整していくこと（食事療法）が必要となります。

　透析療法を無理なく，長期間良好に続けていくためのポイントは，患者個々の身体状況に見合った栄養摂取を続け，合併症を予防することです。また，高齢透析患者や長期透析患者では，低栄養にも注意が必要です。

透析食の考え方

　栄養状態の良否は，健康状態，体力，生命予後を大きく左右します。透析食とは，健康を維持・増進するためのバランスのとれた食事をいいます。長期に安定した透析生活を送るためには，食塩や水分のとり過ぎによる心不全や脳出血，エネルギーのとり過ぎによる脂質異常症や動脈硬化，リンのとり過ぎによる二次性副甲状腺機能亢進症，食事摂取量の不足による栄養障害（痩せ，体力低下，貧血）などの合併症を予防することが大切です。

　また，日々の生活の中では，カリウムのとり過ぎによる心不全や，食塩や水分のとり過ぎによる体重増加量（除水量）の過剰から起こる体調不良を避けることが大切です。そのためには，適切なエネルギーをとり，たんぱく質・脂質・糖質の比率を整え，食塩・水分・カリウム・リンを適切にとることが重要です。

食事療法のポイント

1. バランスの良い食事をする
2. エネルギーを適切にとる
3. たんぱく質を必要量とる（過不足に注意する）
4. 水分を控える
5. 食塩は1日6g以内にする
6. カリウムを適切にとる
7. リンをとりすぎない

1日の必要栄養量と食品構成

食品には，それぞれ異なる栄養素が含まれ，働きにも違いがあります。栄養素の働きと食品を知り，食事療法に活かします。

1. 糖尿病がない場合

必要栄養量

栄養素	必要量
エネルギー	30～35 kcal/kgBW [注1, 2]
たんぱく質	0.9～1.2 g/kgBW [注1]
脂質	エネルギーの 20～30%
糖質	エネルギーの 50～60%
リン	たんぱく質（g）×15 mg 以下
水分	できるだけ少なく
食塩	6 g 未満 [注3]
カリウム	2000 mg 以下

注1）体重は基本的に標準体重（BMI＝22）を用いる
注2）性別，年齢，合併症，身体活動度により異なる
注3）尿量，身体活動度，体格，栄養状態，透析間体重増加量を考慮して適宜調整する
日本腎臓学会「慢性腎臓病に対する食事療法基準 2014 年版」をもとに作成

食品構成（エネルギー 1800 kcal，たんぱく質 60 g の人の場合）

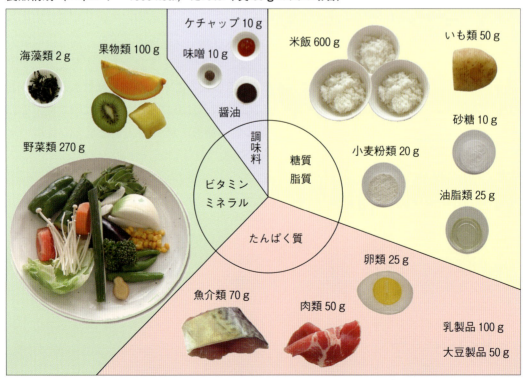

2. 糖尿病がある場合

　糖尿病がある場合は，適切なエネルギーをとり，栄養バランスを整えることにより，血糖値を管理していくことが大切です。食塩と水分，カリウム，リンのとり方については，糖尿病がない場合と同じです。糖尿病期や腎不全保存期の食事療法とは栄養バランスや食品選択方法が異なり，混乱しやすいため，正しい食事療法を覚えて継続することが大切です。

必要栄養量

栄養素	必要量
エネルギー	体重×身体活動量[注4, 5]
たんぱく質	0.9〜1.2 g/kg[注4]

注4) 体重は基本的に標準体重（BMI＝22）を用いる
注5) 身体活動量は身体を動かす程度によって決まるエネルギー必要量（kcal/kg）

身体活動量の目安

軽い労作（デスクワークが主な人，主婦など）	25〜30 kcal/kg
普通の労作（立ち仕事が多い職業など）	30〜35 kcal/kg
重い労作（力仕事の多い職業など）	35〜 kcal/kg

日本透析医学会「血液透析患者の糖尿病治療ガイド2012」をもとに作成

食品構成

(g)

分類	食品群	1,200 kcal	1,440 kcal	1,680 kcal	1,920 kcal
表1	米飯	350	450	550	600
	いも類	50	50	50	50
表2	果物類	100			
表3	魚介類	70	70	70	70
	肉類	40	40	60	70
	卵類	25	50	50	50
	大豆製品	30	60	60	60
表4	牛乳	100			
表5	油脂類	10	10	15	30
表6	野菜類	270			
	海藻類	2			
その他	砂糖類	6	6	6	6
	味噌	10	10	10	10
	調味料	30	30	30	30

栄養バランスの整え方

　栄養素のバランスを整えることは，食事療法の基本となります。たんぱく質，脂質，糖質を適正な割合でとり，摂取量と消費量のバランスをとることが大切です。そのためには，まず規則正しい食生活をすること，そして，主食とたんぱく質の食品（主菜），野菜（副菜）を組み合わせて，1日にいろいろな種類の食品をとるように心がけます。また，食品の栄養知識や透析食の考え方を身につけ，食べてはいけない食品を増やすのではなく，食べてもよい食品・料理を楽しむことが，バランスの良い食生活を送るポイントとなります。

バランスよく食べるためのポイント

1. 偏食をしない
2. 1日3回，規則正しく食べる
3. 1日に多くの種類の食品を食べる
4. 主食と副食を必ずとる（うどんのみや，トーストのみで済ませない）
5. 副食は，たんぱく質の食品と野菜とを組み合わせる
6. ある食品が体に良いからといって偏ってとり過ぎない
7. 毎日，同じ食品ばかりをとらない
8. 料理に手をかけ，いろいろな材料を使う
9. 1日の必要食品量を覚えておく

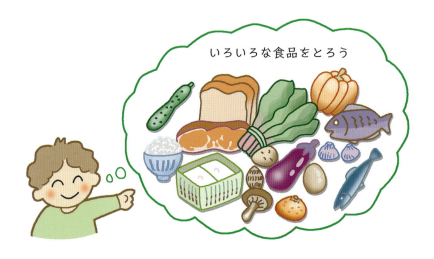

エネルギーを適切にとるには

　人間は，体温の保持，呼吸，血液の循環などの基本的な生命現象を維持するため，体を動かさない状態でもエネルギーが必要です。これに加え，運動や仕事など，通常の社会生活を営むために，適切なエネルギーが必要となります。体調を崩したときや体力低下のあるときは，体力や抵抗力（免疫力）をつけるために十分なエネルギーが必要です。特に高齢者では，活動量の低下に伴い食事摂取量が減少しやすいため注意が必要です。

　一方，エネルギーのとり過ぎは脂質異常症や動脈硬化などの合併症をひきおこす原因となるため，消費（活動）量に見合ったエネルギー摂取とすることが大切です。

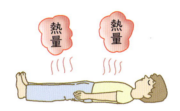

1. エネルギーの過剰・不足の害と症状
(1) 不足の場合
　① 免疫力の低下
　② 体力低下
　③ 貧血
　④ 食欲不振
　⑤ 高カリウム血症
　⑥ 体重減少（痩せ）

(2) 過剰の場合
　① 脂質異常症
　② 動脈硬化
　③ 肥満

2. エネルギーとなる食品

　エネルギーとなる栄養素は，糖質と脂質です。糖質を多く含む食品を糖質食品（次頁表参照），脂質を多く含む食品を脂質食品（次頁表参照）といいます。

　1日に摂取するエネルギーのうち，糖質から摂取するエネルギーは50〜60％になるように，主食となる穀類やいも類などのでんぷん質の食品を毎食一定量摂取します。そして不

足分は砂糖類・菓子類（ショ糖）で補います。また，脂質はエネルギーの20〜30％となるように，油を使った料理をとり入れ，脂質異常症の予防のために，不飽和脂肪酸の割合を増やします。

(1) 糖質食品

穀類	米飯，パン，めん類，もち，小麦粉，そば，とうもろこし
いも類	じゃが芋，里芋，さつま芋，山芋，でんぷん類（片栗粉，春雨）
砂糖類・菓子類	砂糖，はちみつ，ジャム，あめ，アイスクリーム，ジュース，ケーキ，まんじゅう，ようかん，チョコレート，せんべい

(2) 脂質食品

飽和脂肪酸	バター，牛脂，豚脂，生クリーム，アイスクリーム，コーヒーフレッシュ，カレールウ，シチュールウ，即席ラーメン
不飽和脂肪酸	植物油（オリーブ油，なたね油，あまに（えごま）油，ココナッツオイル），マヨネーズ，ぎんなん，くるみ，落花生，ごま，魚介類（さば，さんま，さけ，ぶりなど）

3. エネルギーのとり方のポイント
(1) 糖質のとり方
① 糖質はエネルギーの50〜60％とし，砂糖（ショ糖）をとり過ぎない
② 片栗粉や春雨をメニューに取り入れる
③ 主食となる穀類やいも類などのでんぷん質の食品を一定量とる
④ ケーキ，まんじゅう，あめ，クッキーなど砂糖（ショ糖）を多く含む食品をとり過ぎない。ただし，主食を十分にとれない時は間食で補う
⑤ ジュース，アイスクリームをとり過ぎない
⑥ 果物をとり過ぎない
⑦ 夜食は食べない

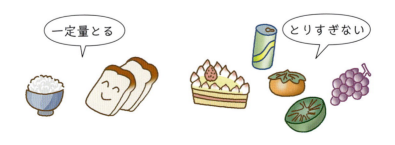

(2) 脂質のとり方

　①脂質はエネルギーの 20〜30％とし，植物油を使った料理を一定量とる
　②揚げ物や炒め物，炒め煮など，油を使ったメニューをとり入れる
　③マヨネーズ，ドレッシングをメニューにとり入れる
　④肉類，卵，乳製品等の動物性脂肪をとり過ぎない
　⑤コーヒーフレッシュ，生クリームをとり過ぎない
　⑥魚介類の脂質を一定量とる

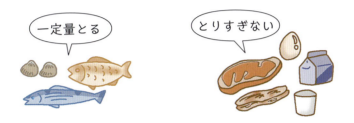

4. 十分に食べられない時の補給方法

　嗜好や普段の食生活（買い物，調理能力など）を考慮した上で，できるだけ経口摂取できる方法を考えます。

　(1) 少量で栄養価の高い食品，料理をとり入れる
　(2) 間食で補う
　(3) 粉あめ，MCT（中鎖脂肪酸），濃厚流動食などの栄養補助食品を利用する
　(4) 経口での栄養補給が困難な場合は，経腸栄養や静脈栄養を考慮する

たんぱく質を適切にとるには

　人間の体は，水分を除くほとんどがたんぱく質で構成されています。筋肉，内臓，血液はもとより，爪，骨にもたんぱく質は含まれています。また透析をすることによって，たんぱく質はアミノ酸の形で失われます。たんぱく質不足は貧血やむくみの原因となるため，適量を摂取します。

　一方，過剰摂取は，リンやカリウム，飽和脂肪酸の過剰につながり，二次性副甲状腺機能亢進症や脂質異常症などの合併症を引き起こす原因となります。

　過不足のないように適量摂取を継続することが大切です。

1. たんぱく質の過剰・不足の症状と合併症
(1) 不足の場合
① 貧血
② むくみ
③ 免疫力の低下
④ 筋力低下

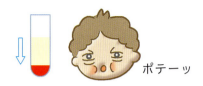

(2) 過剰の場合
① 脂質異常症
② 動脈硬化
③ 二次性副甲状腺機能亢進症

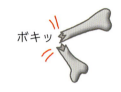

2. たんぱく質食品

魚介類	魚，えび，いか，たこ，かに，貝，かまぼこ，ちくわ
肉類	牛肉，豚肉，鶏肉，ハム，ウインナー
卵類	卵，うずら卵
乳製品	牛乳，チーズ，ヨーグルト，乳酸菌飲料，スキムミルク
大豆製品	豆腐，納豆，厚あげ，がんもどき，高野豆腐，油揚げ，豆乳

- 動物性たんぱく質には，必須アミノ酸が，植物性たんぱく質には，不飽和脂肪酸が含まれているため，偏らないように摂取します。

3. たんぱく質食品のとり方のポイント
(1) 不足しないために
① 主菜にはたんぱく質を多く含む食品（たんぱく質食品）を使う
② 1食のうちに，必ずたんぱく質食品を 50〜70g 程度摂取する
③ いろいろな種類のたんぱく質食品を摂取する
④ 副食でたんぱく質食品がとれない時は乳製品などで補う
⑤ 主食と野菜や漬物だけの食事をしない

(2) 過剰とならないために
① 1食で主菜となるたんぱく質食品を 2 品以上摂取しない
② 副菜にたんぱく質食品を使い過ぎない
③ 間食にチーズ，牛乳，ヨーグルトをとる場合は，副食でのたんぱく質食品を減らす

もっと知りたい人のために

透析患者が低栄養になりやすいわけ

　透析患者は，栄養障害を有する割合が高く，その予後は不良であると報告されています[1]。透析患者が栄養障害を引き起こす原因としては，食塩，水分，リン，カリウムなどの制限による食事摂取量の減少のほか，合併症や活動量の低下に伴う食欲不振による，たんぱく質やエネルギー不足があります。また，透析による栄養素の喪失，透析患者特有の病態によるタンパク合成低下と異化亢進，エネルギー消耗状態に陥りやすいことも特徴です。

　透析患者の栄養障害にはさまざまな要素が関与しており，原因を一つに特定することはできないため，総合的な判断が必要です。さらに糖尿病性腎症の患者や高齢透析患者は栄養障害の進展が早いため，合併症の管理や患者のライフステージに合わせた栄養管理も重要となります。

栄養補給状況を評価するための簡易チェックポイント

- ☐ 一度に食べる量が減っていないか
- ☐ 咀嚼・嚥下機能に問題がないか
- ☐ 咀嚼・嚥下機能に合った食事形態になっているか
- ☐ 調理ができているか（技術・環境）
- ☐ 買い物に困っていないか
- ☐ 精神的な問題がないか

参考文献）1）日本透析医学会統計調査委員会．"透析処方関連指標と生命予後"．図説　わが国の慢性透析療法の現況（2009年12月31日現在）．東京，日本透析医学会，2010，66-89

水分のとり方

　正常な腎臓は，尿量を調節することにより，体内の水分量を一定に保っています。腎不全では，尿が出なくなり，体内に水分がたまります。特に，循環血液量（血管内の血液）が増えるため，心臓や血管に負担がかかります。そのため，水分をとり過ぎないように工夫が必要です。また，食塩をとり過ぎると口渇が強くなり，飲水量の増加，体重増加量の過剰につながるため，水分とともに食塩を適量摂取することが大切です。

1. 水分をとり過ぎた時の症状・体の変化

（1）むくみ
（2）体重増加が多い
（3）血圧上昇
（4）動悸，息切れ，呼吸困難
（5）咳，たん
（6）胸痛，胸が重苦しい
（7）起座呼吸（寝ていると苦しく，起きていると楽になるために行われる呼吸法）
（8）心胸比が50％以上になる

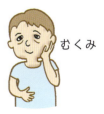
むくみ

2. 水分をとり過ぎた時の合併症
(1) 高血圧
(2) 心不全
(3) 心膜炎

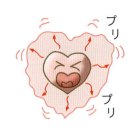

3. 水分出納

体の水分の出入りは下表の通りです。摂取してよい水分量は、いろいろな条件（尿量、季節、発汗量、運動量）によって変わります。体重増加量は、透析が1日空きの日で、適正体重の3%以内、2日空きの日で5%以内に納まるようにします。

例）体重が50 kgの人の体重増加量の目安
　　透析が1日空きの場合：50 kg×0.03＝1.5 kg 以内
　　透析が2日空きの場合：50 kg×0.05＝2.5 kg 以内

入る水から出る水を引いた分が体重の増加量です。自分の尿量に合わせて水分摂取量を決め、体重増加量は適正体重の3〜5%以内にしましょう。

入る水（摂取）		出る水（排泄）	
飲水[1]	（　　　）mL	尿	（　　　）mL
食事中の水分	1100 mL	便	100 mL
代謝水[3]	300 mL	不感蒸泄[2]	700 mL
合計　1400＋飲水	（　　　）mL	合計　800＋尿	（　　　）mL

尿量がない場合は、『入る水（1400 mL）から出る水（800 mL）を引いた600 mL＋飲水量』が体重増加量となる。

1) 飲水としての水分には、お茶、水、氷、薬水、うがい、ジュース類、コーヒーなどがある。氷1個15〜20 mL、うがい1回6〜10 mLの水分となる。
2) 不感蒸泄は体格により異なり、体重1 kgあたり15 mLである。小柄な場合は、食事中の水分も少なくしないと体重増加量が多くなる。
3) 体内で脂質や糖質が代謝されてエネルギーとして用いられるときに産生される水分。

4. 水分制限の工夫
(1) 調理の際には、十分に煮含め、煮汁は一緒に盛りつけない
(2) 透析が2日あく場合は、麺やカレー、鍋物などの水分の多い料理を食べない。1日空きの日でも重複して食べない
(3) 透析が2日あく場合には、1日空きの日よりも飲水を制限する
(4) やわらかいご飯やお粥を食べ過ぎない

(5) 食事時間以外で，不規則に，氷やお茶を飲まない
(6) 湯飲み茶碗を小さくする
(7) 体重（水分）増加の多いときは，主食をパンやもちに替えてみる
(8) 熱い美味しいお茶を少量飲む
(9) 水分の多い間食（プリン，ゼリー，ヨーグルト，アイスクリーム等）は食べ過ぎないようにする
(10) 重量があり水分の多い食品（果物，缶詰，卸し大根，こんにゃく等）の食べ過ぎに気をつける

5. 水分の多い料理
(1) 鍋物：野菜，こんにゃく，豆腐類などの食べ過ぎに注意する
(2) 麺類：つけ汁で食べ，汁は飲まない
(3) 汁物：具を食べ，汁は残す
(4) 豆腐料理：豆腐は，よく水を切って使用し，量をとり過ぎない
(5) 雑炊：毎食，毎日は食べない
(6) 丼物：材料は先に炒め，だし汁を少なくする

6. アルコールのとり方

　アルコール飲料は，ビールやワインなどの種類が問題ではなく，量の管理がポイントになります。アルコールを飲む場合は，1日の飲水量の範囲内で調節して摂取します。また，つまみ類は，食塩，リン，カリウムが多く含まれるものが多いこと，宴席では食事時間が長く，リン吸着薬の効果が不十分になるといったことも，アルコールを摂取する際の注意点です。

　糖尿病や肝臓病などの合併症がある場合は，摂取の可否を含め主治医に相談するよう指導します。

食品中の水分量

食品名 （目安量）	重量 g	水分量 （カップ 200 mL）	水分 %	食品名 （目安量）	重量 g	水分量 （カップ 200 mL）	水分 %
ごはん （小茶碗×2杯）	250	150	60	肉類 （小ロース1枚）	80	48	60
おかゆ （小茶碗1杯）	250	207	83	魚介類 （切身1切）	80	55	69
食パン （8枚切2枚）	100	39	39	鶏卵 （Sサイズ1個）	50	38	75
もち （切もち小2個）	70	32	45	南瓜 （一口大3切）	70	53	76
うどん （茹1玉）	250	188	75	ほうれん草 （1/2わ）	120	110	92
じゃが芋 （中1個）	100	80	80	キャベツ （小1枚）	80	74	93
こんにゃく （1/2丁）	100	97	97	トマト （中1個）	150	141	94
豆腐 （1/4丁）	100	87	87	白菜 （中1枚）	90	86	95
生揚 （1/2枚）	80	61	76	大根 （卸して大さじ3杯）	80	76	95
備考	・ごはんよりパンの方が水分が少ない。 ・おかゆを多くとると，体重増加が多くなる。 ・もちは小さくても，カロリーが高く，水分量が少ない。			備考	・野菜は重量分が水分と考えてよい。		

食品名（目安量）	重量 g	水分量（カップ 200 mL）	水分 %	食品名（目安量）	重量 g	水分量（カップ 200 mL）	水分 %
牛乳（1本）	200	174	87	みかん（中1個）	100	87	87
ヨーグルト（1個）	90	79	88	いちご（中5粒）	100	90	90
プリン（1個）	100	74	74	りんご（中1個）	200	168	84
ファーストフードシェーク（1本）	220	165	75	すいか（中玉1/12カット）	200	180	90
ソフトクリーム（1人前）	180	126	70	もも（中1個）	200	178	89
アイスキャンデー（1本）	80	71	63	ところ天（1人前）	150	149	99
シャーベット（50 cc ディッシャーで山盛り1杯）	70	48	69	わらびもち（大6切）	90	41	45
かき氷（1人前）	290	290	100	みつまめ（1人前）	200	156	78
備考	・牛乳，プリンなどは，食欲のない時の熱量補給となる。 ・かき氷は氷で 14〜15 個分に相当し，水分が多い。			フルーツゼリー（1個）	100	89	82
				備考	・果物はカリウムを多く含むが，水分も多く含む。 ・寒天，ところ天などは，重量のほとんどが水分。		

食塩のとり方

　正常な腎臓はナトリウムを調節していますが，腎不全ではナトリウムの排泄ができません。過剰な摂取は，心臓や血管へ負担をかけ，むくみや高血圧の原因となります。また，血漿浸透圧が高くなることで口の渇きが強くなり，体重増加量が多くなる原因となります。食塩の摂取量は，1日6g以内にします。

1. 食塩をとり過ぎた時の症状，体の変化

　(1) 口渇
　(2) むくみ
　(3) 血圧上昇
　(4) 体重増加量が多い

2. 食塩をとり過ぎた時の合併症

　水分をとり過ぎた時の合併症と同じ

3. 1日に摂取する食塩量の目安

　1日6g以内を目安としますが，尿量，身体活動度，体格，栄養状態，透析間体重増加量を考慮して適宜調節します。

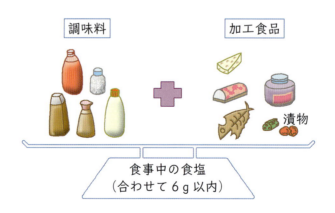

4. 調味料の目安量

調味料名	食塩1gに相当する目安量（g）			小さじ1杯量の塩分量
塩（食塩）		小さじ1/5杯	(1g)	5g
醤油		小さじ1杯	(6g)	0.9g
減塩醤油		小さじ2杯	(12g)	0.5g
ソース		小さじ2杯	(12g)	0.5g
味噌		小さじ1+1/3杯	(8g)	0.75g
ドレッシング		大さじ1杯	(15g)	0.33g
ケチャップ		大さじ2杯+1/2杯	(32g)	0.18g
マヨネーズ		大さじ3杯+1/2杯	(50g)	0.1g

小さじ＝計量スプーンの中（5cc）さじ　大さじ＝計量スプーンの大（15cc）さじ

5. 調味料の使い方

(1) 醤油は食塩が多いので，醤油味の料理ばかりを重ねない
(2) 和食は食塩が多いので，洋風料理と上手に組み合わせる
(3) 煮付けは，砂糖を少なくし，醤油の使い方を減らす
(4) 味噌汁は具を多くし，汁は少なくする
(5) 醤油をかけるより，ソース，ケチャップをかける
(6) マヨネーズ，ドレッシングを使った料理を多くする
(7) 酢を利用し，塩は使わない
(8) 下味はつけない
(9) かけるよりつけて食べる

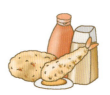

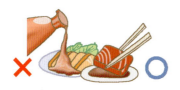

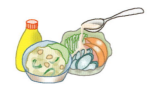

6. 減塩の工夫

(1) 調理の工夫

① 香辛料を利用する（辛子，わさび，こしょう，カレー粉など）

② 風味をつける（かつおぶし，しそ，ごま，レモンなど）

③ 油を利用する

④ こげ味をつける

⑤ 煮付けの方法を工夫する（だし汁は濃く，量は少なくする）

⑥ 新鮮な食品を使い，食品自体のもち味をいかす

⑦ 味のつきやすい材料を利用する（卵，フライドポテトなど）

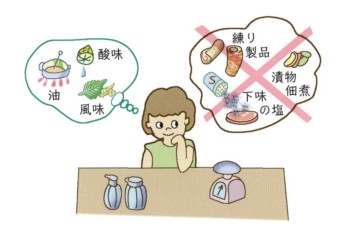

(2) 加工食品のとり方の工夫

① 食塩を多く含む食品は極力減らす（食品中の食塩，p.73, 74 ページ参照）

② 練り製品，加工食品は避ける

③ 漬物，佃煮はとらない

④ 麺類は，汁，スープを飲まない

7. 食品中の食塩量

分類	食品名（目安量）	重量（g）	食塩（g）	分類	食品名（目安量）	重量（g）	食塩（g）
穀類	食パン（8枚切1枚）	50	0.6	ねり製品	焼ちくわ（中1本）	20	0.4
穀類	パン粉（大さじ1杯）	6	0.1	ねり製品	かまぼこ（1板）	150	3.8
穀類	うどん（茹1玉）	250	0.8	ねり製品	半平（1枚）	50	0.8
穀類	中華そば（生1玉）	150	1.5	干物	丸干し（中1尾）	20	0.8
穀類	インスタントラーメン	65〜95	6〜7	干物	しらす干し（小さじ1杯）	5	0.2
魚肉加工品	魚肉ソーセージ（1本）	70	1.5	干物	するめ（1枚）	80	1.8
魚肉加工品	いか塩辛（大さじ1杯）	20	1.4	干物	みりん干し（1枚）	35	1.0
魚肉加工品	ロースハム（1枚）	20	0.5	佃煮	あさり佃煮（大さじ軽く1杯）	20	1.5
魚肉加工品	ベーコン（1枚）	20	0.4	佃煮	のり佃煮（大さじ1杯）	20	1.2
魚肉加工品	ウィンナーソーセージ（1個）	15	0.3	漬物	胡瓜ヌカ漬（5切）	20	1.1
魚肉加工品	たらこ（1腹）	60	2.8	漬物	たくあん（2切）	20	0.7
油脂類	バター（3×3cm）	10	0.2	漬物	野沢菜漬（3〜4はし）	20	0.5
油脂類	マーガリン（バタべらに1すくい）	10	0.1	漬物	白菜塩漬（3〜4はし）	20	0.4
菓子類	揚せんべい（小2枚）	10	0.1	漬物	福神漬（3〜4つまみ）	20	1.0
菓子類	あられ（1/2袋）	80〜100	1.7	漬物	梅干し（中1個）	10	1.8
乳製品	チーズ（1箱の1/6切）	18	0.5				

8. 外食のとり方

外食の栄養価は店によってかなり差がありますが，食塩が多い料理がほとんどです。メニューの本体の特徴や料理の選び方，調節の仕方を覚え上手に利用します。また，食品の種類やその栄養素にも偏りが生じやすいため，前後の食事で工夫するなどの工夫も必要です。

① 汁物・丼物は食塩が多いので，野菜の多い定食物を選ぶ（単品メニューは避ける）
② 定食などにつく漬物，汁物は食べない
③ 麺類は食塩，水分ともに多くなるので，スープは残す（ざるそばやざるうどんにする）
④ 洋食や中華料理は高脂肪，野菜不足になりやすいので，野菜料理を選ぶ
⑤ 食塩の多い食品（干物，ハム，ウィンナー等）のメニューはさける
⑥ かけ醤油やソースはできるだけ使わないようにする
⑦ たれやあんのかかった料理は避ける
⑧ 素材自体の食塩量が多い料理は避ける

9. 外食の食塩量

	料理名（目安量）	食塩（g）		料理名（目安量）	食塩（g）
麺類	ラーメン 1杯	4.5〜6.0	鍋・汁物	すき焼 1人前	6.0
	焼そば	3.5〜4.0		おでん	3.0〜6.0
	スパゲティ ミートソース	2.3〜2.9		味噌汁	1.5〜2.0
	天ぷらうどん	5.0〜6.0		茶わん蒸し	1.0〜1.5
	ざるうどん ざるそば	2.5〜3.0		ビーフカレー	2.5〜3.6
丼物	うなぎ丼	4.5〜5.5		シチュー （トマト・ホワイト）	2.0〜2.5
	親子丼	3.5〜5.0	寿司	寿司	3.0〜4.0
	かつ丼	4.5〜6.0	パン	ハムサンド	3.3〜3.5

カリウムのとり方

　正常な腎臓では，カリウムは尿中に排泄されますが，腎不全ではカリウムが排泄されず，高カリウム血症が起こります。
　一方，残腎機能がある（尿量がある）場合や食事摂取量が不足している場合には，低カリウム血症となる場合もあるため，過度の制限に注意し，摂取量を調整します。1日の摂取量は 2000 mg が目安です。

1. カリウム値が上がる原因
　(1) カリウムの多い食品のとり過ぎ
　(2) 透析不足
　(3) 消化管出血
　(4) 便秘
　(5) 極度のエネルギー不足
　(6) 代謝性アシドーシス
　(7) インスリン欠乏下での高血糖
　(8) 中心静脈栄養や経腸栄養下で過剰な量のカリウムが投与されている

2. カリウム値が下がる原因
　(1) 食事摂取量の不足
　(2) 嘔吐や下痢
　(3) 残腎機能がある
　(4) 利尿剤の使用
　(5) 中心静脈栄養や経腸栄養下で適切な量のカリウムが投与されていない

3. カリウム値が上がった時の症状
　(1) 口唇がしびれる
　(2) 手指がしびれる
　(3) だるい
　(4) 口のこわばり，ものが言いにくい
　(5) 胸が苦しい
　(6) 不整脈
　(7) 意識がなくなる
　(8) ひどくなると心臓がとまる（心臓まひ，心停止）

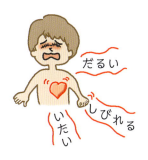

5.5 mEq/L 以下	5.5〜6.0 mEq/L	6.0 mEq/L 以上
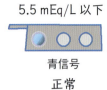	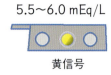	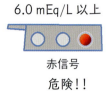
青信号	黄信号	赤信号
正常	注意！	危険！！

4. カリウム値が下がった時の症状

(1) 筋肉痙攣，四肢麻痺

(2) 不整脈

(3) 呼吸不全

5. カリウム含有量の多い食品

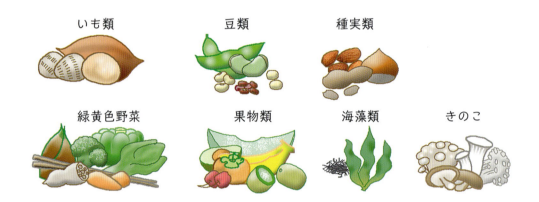

6. カリウムのとり方のポイント
カリウムの減らし方

　カリウムは水に溶ける性質があり，水にさらしたり茹でこぼしたりすることで調理前の1/5〜1/2量に減らすことができます。カリウムは細胞の中に含まれているので，千切りや薄切り，乱切りなど，断面が多い切り方にして調理します。

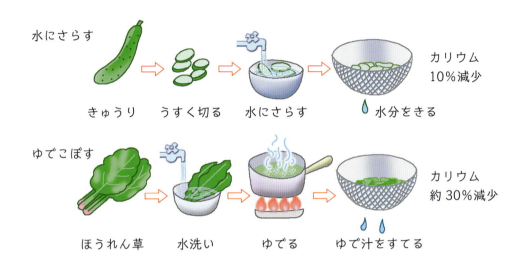

7. カリウムの多い食品のとり方
(1) いも類は1日50gまでにする
　　　（じゃが芋　中1/2個，さつま芋　中1/3個，里芋　中2個）
(2) とうもろこしは，中1/2本までにする
(3) 種実類はひとつまみ（10g）程度にする
(4) 大豆の煮豆は避ける
(5) カリウム含有量の多い果物は避ける　（バナナ，アボカド，メロンなど）
(6) 果物の目安量は1日100g程度にする　（ミカン　中1個，りんご　小1/2個）
(7) 緑黄色野菜は1日90g程度にする
(8) 干物類や骨付き小魚は少量にする
(9) インスタントコーヒーはうす目につくる
(10) チョコレートは1/3枚までにする
(11) 昆布巻きなど，大量に海藻を使用する料理は食べない
(12) 缶詰のシロップは飲まない
(13) 乾燥野菜，乾燥果物は少量にする
　　　（干柿，バナナチップ，干しいたけ，プルーン，レーズンなど）
(14) 煎じて飲む漢方薬は避ける

カリウム値が高いときのチェックポイント（あてはまる項目は改善しましょう）

- ☐ 野菜，フルーツを食べる量が多い
  （春：たけのこ，夏：メロン，すいか，秋：柿，みかん，冬：白菜（鍋物））
- ☐ 肉や魚，牛乳などの副食をとり過ぎている
- ☐ 豆類，種実類（大豆，納豆，煮豆，ピーナッツなど）の食べる量が多い
  （夏：とうもろこし，枝豆，冬：節分豆，チョコレート）
- ☐ いも類を食べ過ぎている（焼きいも，ポテトチップス，いもかりんとうなど）
- ☐ 海藻類（わかめ，こんぶなど）の食べる量が多い
- ☐ 100％果汁のジュース，トマトジュース，野菜ジュースを飲んだ
- ☐ 食事の全体量が多い
- ☐ おかずに偏った食べ方をしている
- ☐ 便秘をしている
- ☐ 漢方薬や煎じ茶，クロレラ，青汁などの健康食品を使用している

食品中のカリウム含有量

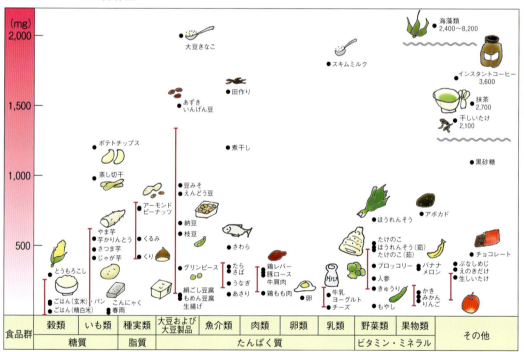

リンのとり方

　腎不全ではリンの排泄が低下するため，透析と便で除去できる範囲内で摂取することが必要となります。過剰摂取は，二次性副甲状腺機能亢進症（骨や関節の痛み，筋力低下，皮膚のかゆみ，動脈硬化など p.119 参照）を促進させるため，体重 50 kg の人であれば 1 日 800 mg 以下にします。

1．高リン血症の原因
　（1）リンの過剰摂取
　（2）リン吸着薬の不足（飲み忘れ）
　（3）透析不足
　（4）便秘

2．リンを多く含む食品
　リンは，砂糖類と油脂類を除くほとんどの食品に含まれます。特にたんぱく質食品に多く含まれ，たんぱく質 1g 中には約 12～15 mg のリンが含まれています。まずは，たんぱく質食品の摂取量を適量に保ちます。次に，リン含有量が特に多い食品（そば，玄米などの雑穀類，ピーナッツやアーモンド，栗などの種実類，骨付きの小魚，卵黄，レバー，チーズなど）の摂取を控えます。
　たんぱく質を適正に摂取した上でさらにリン制限が必要な場合は，リン調節治療用特殊食品（低リンミルク，低リンパン，低リンご飯など）を利用する方法もあります。

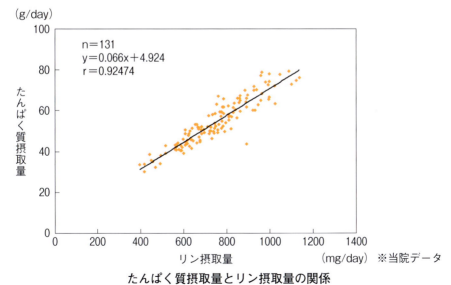

たんぱく質摂取量とリン摂取量の関係
たんぱく質 1g 中には，約 15 mg のリンが含まれている

3. 無機リンについて

　調理・加工済み食品に含まれる食品添加物（pH 調整剤，乳化剤，かんすい，イーストフード，膨張剤，酸味料など）には，無機リン化合物を使用しているものがあります。肉や魚などに含まれる有機リンの腸管での吸収率は 10～40％程度ですが，無機リンは約 90％が吸収され，血中リン濃度が上昇します。たんぱく質食品以外の食品（パンや飲み物など）に使用されているものは見逃しやすいため，注意して選ぶようにします。

無機リンの摂取を避ける食べ方

　まずは，調理・加工済み食品の利用をできるだけ減らしましょう。調理・加工済み食品を全く使わないことは，手間や時間，費用もかかり大変ですが，余分な無機リンの摂取を減らせるだけでなく，食品や料理本来の美味しさを感じることができ，減塩にも効果的です。

(1) できるだけ加工されていない生鮮食品を利用する。
(2) 複合調味料の利用を減らし，手作りの回数を増やす。
(3) 菓子類の添加物にも注意する。（特にクリームが入っているもの）
(4) 無機リンは水に溶け出しやすいため，ハムやソーセージ，ちくわやはんぺんなどは，茹でたり，水にさらしてから利用する。
(5) インスタント麺のスープは，麺を茹でたり戻すのに使った湯をそのまま使用せず，新しい湯を使う。

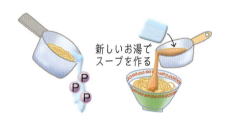

4. リンのとり方

　たんぱく質を多く含む食品は，リンの交換表（リン 50mg を 1 単位として表示）を用いて管理します。

　体重 50kg の人の場合は，1 日のリン必要量 800mg のうち，穀類や野菜類などから摂取するリン量は約 400mg となるので，残り 400mg（8 単位）をたんぱく質を多く含む食品からとります。朝食 100mg（2 単位），昼食・夕食各 150mg（3 単位）に配分します。

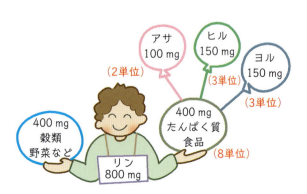

リンの交換表

1. 魚介類

食品量	g重量	目安量	食品量	g重量	目安量
ぶり	40	切り身1/2量	あさり しじみ	55	
あんこう かます メルルーサ	35	切り身1/3量	あわび かき はまぐり	50	
赤魚 キングクリップ 銀だら さんま たちうお ほき むつ あなご まぐろ（脂身）	30	3切れ	赤貝 さざえ	35	
			かに ほたて たこ	25	
あいなめ いさき かれい きす 銀むつ さより さわら すずき はまち ほっけ めばる	25	切り身1/4～1/5量	いか えび ほたて貝柱	20	
			かまぼこ さつまあげ	80 70	半分 大1枚
			ちくわ はんぺん	50	1本 1枚
あじ いわし かじき かつお かわはぎ きびなご さけ たい たら にじます にしん はも ひらめ ふぐ まぐろ（赤身）	20	切り身1/4～1/5量 2切れ	あじ開き干し かつお角煮 めざし シーチキン	25	
			めんたいこ いわしみりん干し ししゃも たらこ あさり佃煮 うに	15	1/3腹 小1匹 1/3腹 大さじ1杯
			しらす干し すじこ・いくら なまり節	10	大さじ1杯 大さじ1/2杯
うなぎ蒲焼き あゆ とびうお ひらまさ わかさぎ	15	1切れ 1匹	はぜ佃煮 するめ 桜えび	6 5 4	 小さじ1杯
			田作り	2	2本

2. 肉類

リン交換表の続き（1単位＝50 mg）

食品量	g重量	目安量	食品量	g重量	目安量
鶏ミンチ	60	肉団子3個分	牛もも肉 牛ヒレ肉 豚肩ロース 皮なし鶏もも肉 牛ミンチ 豚ミンチ	30	1/2枚 小さい肉団子2個分
牛ばら肉 鶏手羽肉	50	小2個	コンビーフ	40	
牛サーロイン 豚ばら肉 鶏もも肉	40		ウインナー 鶏ささみ	25	2本 1/2本
牛肩ロース 豚ロース 鶏むね肉	35	うす切り2枚	ベーコン 焼き豚	20	1枚
			レバー （牛・豚・鶏）	15	1切れ

＊肉類の部位はすべて脂身つきとする

3. 卵類

食品量	g重量	目安量	食品量	g重量	目安量
卵	25	1/2個	うずら卵	25	2個
卵白	455	15個分	卵豆腐	50	1パック
卵黄	9	1/2個分	だし巻き卵	30	2切れ

4. 乳製品

食品量	g重量	目安量	食品量	g重量	目安量
牛乳	50		練乳	20	大さじ1杯
ヨーグルト	50	1/2パック	クリームチーズ	60	チーズケーキ1/2個分
スキムミルク	5	大さじ1杯	プロセスチーズ	7	6Pチーズ1/2個
			粉チーズ	6	大さじ1杯

5. 大豆製品

リン交換表の続き（1単位＝50 mg）

食品量	g重量	目安量	食品量	g重量	目安量
絹ごし豆腐 ソフト豆腐	60	1/5丁	大豆（茹） 納豆 がんもどき	30	大さじ1杯強 1/2パック 1/2枚
おから	50	1/3カップ	きな粉	7	大さじ2/3杯
木綿豆腐 焼き豆腐	45	1/8丁	湯葉（乾）	8	3枚
生揚げ	30	1/5枚	凍り豆腐	6	1/2個
油揚げ	20	1枚	豆乳	110	1/2カップ

〈リン値が高いときのチェックポイント〉（あてはまる項目は改善しましょう）

- ☐ 肉や魚などの副食を食べる量が多い
- ☐ 肉や魚，卵などの副食を一度に何種類も食べている
- ☐ 乳製品（牛乳，ヨーグルト）を間食に食べている
- ☐ 骨付きの小魚や干物を食べている
- ☐ 玄米や雑穀，そばなどをよく食べている
- ☐ ナッツや豆菓子をおやつに食べている
- ☐ ハムやウインナー，ちくわやはんぺんなどの加工食品を食べている
- ☐ 惣菜パンや菓子パンはよく食べている
- ☐ 野菜のおかずも食べている
- ☐ 便秘をしている
- ☐ 薬の飲み忘れがある

食物繊維

食物繊維には，便秘の改善やコレステロールの排泄，食後の血糖値の上昇を抑えるなどの働きがあります。通常は，1,000 kcal 当たり 10 g が必要量ですが，透析食ではカリウム制限があるため不足傾向になります。

食物繊維を多く含む食品は，穀類，いも類，種実類，豆類，野菜類，果物類，きのこ類，海藻類（下表）ですが，これらは同時にカリウムも多く含むので，とり過ぎないことが大切です。カリウムが比較的少なく利用しやすい食品には，コーンフレーク，オートミール，おから，きのこ類などがあります。野菜は1日270gが必要量ですので，この範囲内で食物繊維の多い食品をとるようにします。

食物繊維を多く含む食品 可食部100g当たり

	食品名	総量		食品名	総量		食品名	総量
穀類	オートミール	9.4	豆類	うずら豆煮豆	4.8	野菜類	れんこん	2.0
	こうせん（麦こがし）	15.5		だいず（乾）	15.6		ブロッコリー	5.1
	小麦粉	2.5		きな粉	15.3		ほうれん草	2.8
	食パン	4.2		糸引納豆	6.7		みょうが	2.1
	フランスパン	2.7		金山寺みそ	3.2		とうもろこし（茹）	3.1
	ライ麦パン	5.6		おから	11.5		芽キャベツ	5.5
	ぶどうパン	2.2	野菜類	あしたば	5.6		大豆もやし	2.3
	あんパン	2.5		さやいんげん	2.4		わけぎ	2.8
	スパゲティ・マカロニ	5.4		枝豆（茹）	4.6		わらび	3.6
	御飯（玄米）	1.4		さやえんどう	3.0	果物類	アボカド	5.6
	御飯（七分つき米）	0.5		グリンピース	7.7		いちじく	1.9
	もち	0.5		おくら	5.0		オレンジ	0.8
	赤飯	1.6		南瓜（西洋）	3.5		キウイフルーツ	2.6
	そば（茹）	2.9		からしな	3.7		グァバ	5.1
	ポップコーン	9.3		カリフラワー	2.9		バナナ	1.1
	コーンフレーク	2.4		ごぼう	5.7		パパイア	2.2
芋類	板こんにゃく	2.2		こまつな	1.9	きのこ類	えのき茸	3.9
	さつまいも	2.2		さんとうさい	2.2		干ししいたけ	46.7
	里芋	2.3		十六ささげ	4.2		ぶなしめじ	3.5
	じねんじょ	2.0		ぜんまい	3.8		まいたけ	3.5
種実類	アーモンド	10.1		そらまめ（茹）	4.0		松茸	4.7
	栗	4.2		大根菜	2.6	海藻類	あおのり（乾）	35.2
	ごま	12.6		たけのこ（茹）	3.3		昆布（乾）	32.1
	落花生	7.2		塩蔵しなちく	3.5		ひじき	51.8
	あずき（茹）	12.1		たらの芽	4.2		もずく	1.4
	うぐいす豆	5.9		にんじん	2.4		若布（乾・水もどし）	5.8

- 食物繊維には，水溶性と不溶性があり，生理作用にも違いがあります。表は総量の食物繊維を示しました。また，便通改善を目的とした特殊栄養食品（水溶性食物繊維，オリゴ糖など）もありますので，栄養士に相談して利用しましょう。

薬と食品

　透析患者は，服用している薬剤数も多く，薬剤の相互作用により薬の作用が増強し，副作用が生じる場合や，反対に薬の効果が減弱する場合もあります。相互作用は薬剤同士だけではなく，食品と薬剤の組み合わせで発生するものもあるため，常用している薬を知っておくことが大切です。

　医薬品と食品との関係で影響のあるものを表にまとめました。

医薬品	食品との相互作用
抗血栓薬 ワルファリン	ビタミンK含有食品（納豆，キャベツ，モロヘイヤ，春菊などの緑黄色野菜，茎わかめなどの海藻類など）を過剰に摂取すると薬の作用が減弱し，血液凝固を促進させる。健康食品のクロレラ，青汁にも注意する。
カルシウム拮抗薬 （降圧薬）	グレープフルーツジュースを多量に飲用することにより，薬剤の効果が増強され，血圧が下がりすぎることがある。

9 透析中の症状と対処

血圧下降

　血圧下降は，高齢者，心疾患，合併症のある人，体重増加の多い人に起こりやすくなります。血圧下降の原因を知り，予防し，症状を早期に発見し対処しましょう。

1. 原因
(1) 過剰除水：循環血液量の減少により起こる
(2) 不適正な体重設定：適正体重が厳しい場合があるため見直す必要がある
(3) 不整脈，虚血性心疾患：心臓に予備力がないために起こりやすい
(4) 降圧剤の服用
(5) 透析中の食事摂取：腸管への血流増加が起こるため血圧下降しやすくなる

2. 症状
　頭痛，悪心，脱力感，欠神，顔色不良，筋痙攣，冷感・熱感，血管痛，呼吸苦，動悸，胸痛，腹痛，便意，意識消失など

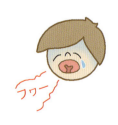
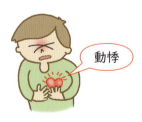
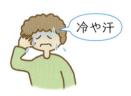

3. 予防
(1) 体重増加量は2日空きの日で適正体重の5％以内，1日空きで3％以内になるよう指導する
(2) 透析後の体重を適正体重以下にしないよう患者へ指導する
(3) 透析中は緩徐な除水設定をする
(4) 透析中に血圧下降の症状があらわれたら，がまんせずにスタッフを呼ぶよう指導する
(5) 降圧剤は医師の指示通りに内服するよう指導する
(6) 降圧剤を内服している患者の場合，いつもより血圧が低い時は病院へ連絡するよう指導する

4. 処置と対策
(1) 除水速度と血流を下げ，透析条件の緩和を図る
(2) 仰臥位で頭部を低くし，下肢を拳上する
(3) 生理食塩液を100～300 mL急速注入する
(4) 改善が乏しければ酸素吸入する
(5) 毎回血圧下降が起こりやすい症例では，医師の指示のもと昇圧剤，高浸透圧液を投与する
(6) 体外限外濾過法（ECUM）（p.15参照）を併用する
(7) 透析条件の見直し（適正体重，ダイアライザ）

透析中の観察ポイントとアセスメント

- 透析中は循環血漿量の減少や過除水，血漿浸透圧の低下により血圧低下を来すことがあります。
- 患者によって症状や訴えが異なるため，患者の観察を十分に行い，異常を見逃さないようにしましょう。

血圧上昇

1. 原因
(1) 水分・ナトリウム貯留による体液過剰：体液貯留により循環血液量が増加し，心拍出量も末梢血管抵抗も増加する
(2) レニン-アンギオテンシン-アルドステロン系の亢進
(3) 交感神経活性の亢進：緊張や精神的ストレスにより引き起こされる
(4) 動脈硬化による末梢血管抵抗の増加
(5) 血管石灰化

2. 症状
頭痛，顔面紅潮，呼吸苦，咳嗽，喘鳴，悪心・嘔気・嘔吐，浮腫，チアノーゼの有無

3. 予防と患者指導のポイント
(1) 体重増加量は2日空きの日で適正体重の5％以内，1日空きで3％以内にする
(2) 降圧剤を医師の指示通り内服するよう指導する
(3) 精神・心理的な問題を抱えていないか，患者の言動に注意を払う
(4) 水分，塩分の制限を心掛け，自宅では体重測定，血圧測定を行い，自己管理に努めるよう患者を指導する
(5) 症状が悪化した場合は速やかに医療者へ連絡し受診するよう指導する

4. 処置と対策
(1) 頭を高くする
(2) 降圧剤の服用
(3) 食事および飲水・塩分制限の指導
(4) 適正体重の見直し

筋痙攣

1. 原因
(1) 過剰除水：血管内容量の減少，組織の低酸素状態など
(2) 血液中の電解質のバランスのくずれ
(3) 血圧下降
(4) 急激な運動のあと

2. 症状

不随意に起こる有痛性の収縮で，下腿筋に起こることが多いが，上肢，手指，大腿，体幹などでも起こる

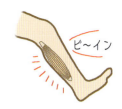

3. 予防と患者指導のポイント

（1）過剰な除水や急激な除水はせず，適正体重の見直しをするとともに，運動疲労などの原因はないか確認する

（2）患者には，急激な体位変換をしないよう指導する

4. 処置・対策

（1）除水速度，血流量を下げ，生理食塩液の急速注入をする

（2）筋肉の循環を改善するために痙攣部に温罨法を行いマッサージをする。例えば，下腿筋の痙攣に対しては，足関節を他動的に背屈させて腓腹筋を伸ばす

（3）カルニチンの静脈注射

（4）漢方薬（芍薬甘草湯）

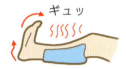

不均衡症候群

1. 原因

血液と脳実質内における透析前後の尿毒素の濃度差，もしくはpHの差により生じる。脳は，血液脳関門により物質移動が制御され，濃度が濃い状態にある。これにより脳脊髄液中の浸透圧が上昇し，頭蓋内圧亢進が起こるため頭痛を引き起こす。

2. 症状

頭痛，悪心・嘔吐，不穏，血圧上昇，視力障害，筋痙攣，見当識障害，全身痙攣，不整脈，倦怠感など

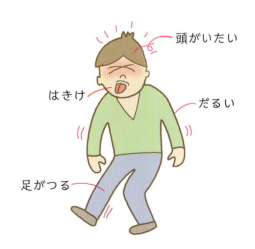

3. 予防と患者指導のポイント
（1）導入期はゆるやかな透析をする
　　　透析条件の検討（ダイアライザ・血流量など）
（2）頭痛時，鎮痛剤を服用する
（3）嘔吐時，制吐剤を投与する
（4）高浸透圧の点滴
（5）不均衡の症状が出たらスタッフに教えるよう指導する

4. 処置と対策
透析効率を落とし，1回の透析で尿毒素を下げすぎない。導入当初は小膜面積のダイアライザを用い，血流量は100～150 mL/分から始めて，徐々に上げていく。また，透析時間は2～3時間から始めて，数回にわたり延長していく。

透析中の観察ポイントとアセスメント

- 回数を重ねるにつれ，体が透析に慣れてくるため，発症頻度は低下しますが，患者の透析中の反応や訴え，透析効率などにも留意し，他の疾患との判別もしなければなりません。
- 重度の症状が出現することもあるため，症状の有無，薬剤の効果などを問診し，顔色，表情，痙攣，意識状態のフィジカルアセスメントを行うことが必要です。

不整脈

1. 原因
（1）急激な血圧低下：除水や血液浄化による心臓への負荷が大きい
（2）心疾患（狭心症，心筋梗塞，心肥大，発作性心房細動）
（3）電解質の変動：カリウム，マグネシウム，カルシウム，重炭酸イオンなどが急激に変化するため

2. 症状
急激な血圧下降，頻脈，動悸，胸痛，呼吸苦，チアノーゼ，頸動脈の怒張，胸部圧迫感，めまい，意識消失など

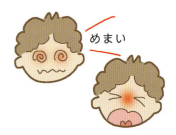

3. 予防と患者指導のポイント
(1) 水分・塩分を摂り過ぎないよう指導する
(2) 禁煙
(3) 高カリウム，低カリウムにならないよう指導する

4. 処置と対策
(1) 除水・血流を下げる
(2) 心電図モニター監視，酸素吸入
(3) 医師の指示により，抗不整脈薬の投与
(4) ホルター心電図，心エコー検査
(5) 低カリウム血症になっていないか血清カリウム値をチェックし，補正を考慮する
(6) 貧血を改善する

かゆみ

1. 原因
(1) アレルギー（食品，薬品，透析に使用する材料）
(2) 皮膚の乾燥，皮膚炎，汗腺の衰え
(3) その他（肝炎，カルシウム沈着など）

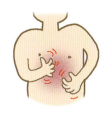

2. 処置と対策
(1) 内服薬（抗ヒスタミン剤，抗アレルギー剤，オピオイドκ受容体作動薬）
(2) 外用薬（抗ヒスタミン剤，ステロイド剤など）の塗布
(3) 透析温度を下げる
(4) 十分な透析をする
(5) 透析条件の検討

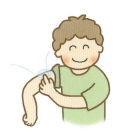

10
透析中のトラブルと対処法

　透析中に起こるトラブルには，血流不足，静脈圧上昇，穿刺トラブル，再循環などがあります。予防と早期発見につとめトラブルの対処法を身につけましょう。

血流不足

　血流量が十分とれないと，透析ができなかったり，透析不足になります。

〔内シャントの場合〕
1. 原因

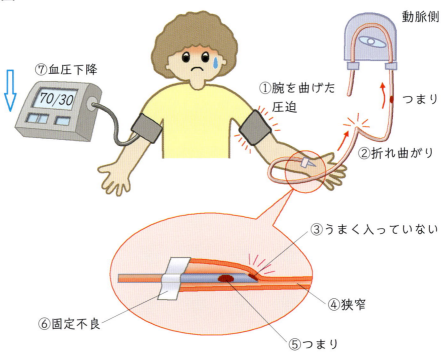

2. 特徴

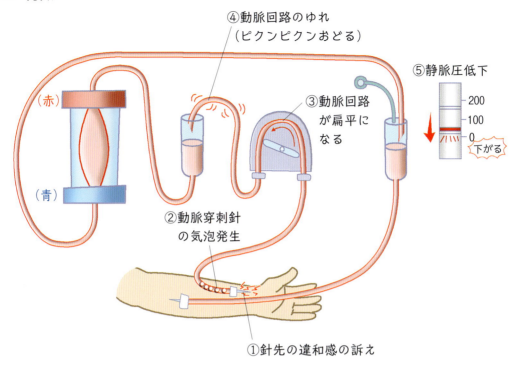

3. 処置・対策

(1) 血液ポンプを止め，原因の究明
(2) 原因によって次のような処置を行う
　①腕の位置，血液回路の屈曲やねじれの修正
　②動脈側穿刺針の再固定，再穿刺
　③動脈側穿刺針の洗浄，回路の洗浄
　④シャント造影，PTA（経皮的血管拡張術），再手術（再作製）
　⑤血圧下降時は補液をする
　⑥血流量が十分にとれにくい時は，透析時間を延長する
　⑦血流がとれるところまで下げる
　⑧穿刺部位，穿刺針の選択

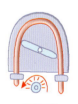

4. 予防・患者指導

(1) 血液回路が折れ曲がらないようにする（緩やかなループで固定する）
(2) 穿刺を正確にする．穿刺針の固定を正確にする（穿刺が確実にできる血管を選択し，血管内に針先が安定するように固定する）
(3) 透析中，急に腕を曲げたり，動かしたりしないように説明する（シーネなど利用）

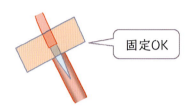

静脈圧上昇

　静脈側エアートラップチャンバーから静脈側血管までの部分に，血液の流れをさえぎるような原因がある時におこります．静脈圧が異常に上昇すると，静脈側エアートラップチャンバーの血液面が上昇し，静脈圧ラインを逆流して接続部がはずれ，出血することがあります．また，ダイアライザに急激な高圧が加わると，膜破れをおこすことがあります．

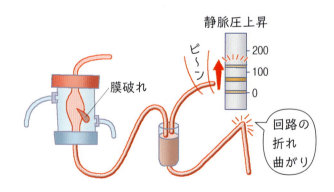

対策を要する静脈圧の異常値の目安（内シャント）

> 静脈圧が上昇傾向を示し，50 mmHg 以上の上昇値がみられた場合や，常時 150 mmHg 以上の圧が持続した場合

1. 原因

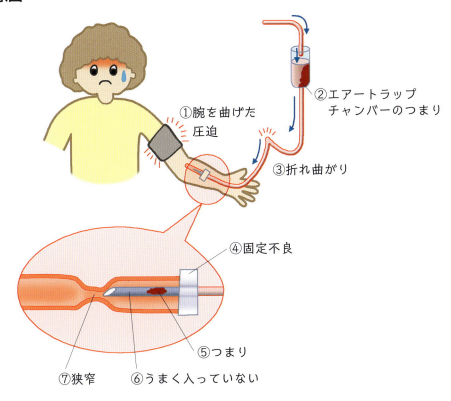

2. 特徴

(1) 静脈圧警報が鳴る
(2) 静脈圧エアートラップチャンバーの血液面が上がってくる
(3) 血液回路がピクンピクンと踊り，血液量不足と似た特徴が起こることがある
(4) 静脈穿刺部位の腫脹
(5) 回路内の血液が黒っぽい

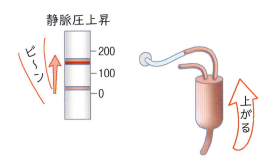

3. 処置・対策
(1) 血液ポンプを止め，原因の究明
(2) 原因によって次のような処置を行う
　①腕の位置，血液回路の折れ曲がりを直す
　②静脈側穿刺針の再固定
　③血液回路，ダイアライザ，静脈側穿刺針の洗浄
　④静脈側再穿刺
　⑤シャント造影，PTA（経皮的血管拡張術），再手術（再作製）
　⑥穿刺部位，穿刺針の選択

4. 予防・患者指導
(1) 血液回路が折れ曲がらないように気をつけて固定する
(2) 穿刺を正確に行う。穿刺部の固定を正確に行う
(3) 時間ごとの抗凝固剤を正確に注入する
(4) 静脈圧の安全域（上下限）の設定を必ず行う
(5) 透析中に急に腕を曲げたり，動かしたり，急に起き上がらないよう指導する

穿刺トラブル

穿刺針が血管内に正確に入っていないと，動脈側の場合は血流量が得られない，静脈側の場合は静脈圧が上昇する，内出血が増悪するなどのため透析ができなくなります。内出血は血管を圧迫し，感染や狭窄の原因となるので気をつけましょう。

1. 原因
(1) 血管の観察が不十分（太さ，深さ，長さなど）
(2) 穿刺の角度があってない（浅すぎる，深すぎる）
(3) 穿刺針の選択（血管にあった針の太さ，穿刺針の種類など）

2. 特徴
(1) 穿刺時，針への血液の逆流がない
(2) 針先が痛い，腫れる
(3) 血流量が十分とれない（静脈圧が低い）
(4) 静脈圧が上昇する（静脈側の穿刺が不十分な時）

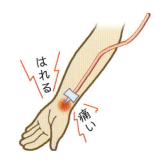

3．処置・対策

(1) 穿刺針を抜去して十分に止血する
(2) 再穿刺する
(3) 穿刺部位が腫れていたら冷やし，腫れがひいたら温める

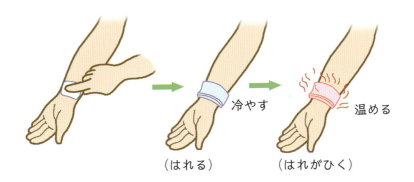

4．予防

(1) 穿刺前に十分にシャントを観察し，確実に穿刺できる血管を選択する
(2) シャントの手術記録を穿刺前にみて，血管の状態（走行，発達度，血液の流れ方）を確認する
(3) 透析導入期やシャントの手術後などは，血管がもろい，腫脹しているなどの状況がみられるため，穿刺は特に慎重に行う
(4) 駆血をしても，血管の走行や怒張がわかりにくい場合は，手浴や温あん法などを行い，血管の拡張を促す

再循環

　再循環とは，一度透析された血液が体にもどらないで，再びダイアライザに送られる状態をいいます。穿刺針と動脈側・静脈側の血液回路を，逆に接続するなどの手技的なミスによっておこります。また，シャント不全（狭窄や閉塞）によってもおこります。再循環は透析効率が低下するため，気づかずに透析を続けていると透析不足になります。

[動・静脈回路逆接による再循環]
1. 原因
　（1）動脈側（血液を取り出す側）と静脈側（血液を体に返す側）の穿刺部位が近すぎる
　（2）動脈側と静脈側の穿刺部位のまちがい
　（3）動脈側と静脈側の血液回路の接続のまちがい

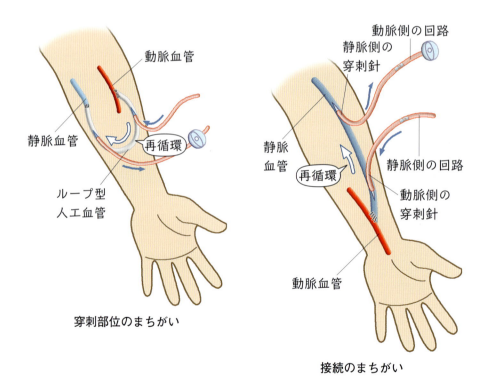

穿刺部位のまちがい

接続のまちがい

2. 特徴・症状
　（1）血流不足
　（2）静脈圧上昇
　（3）ダイアライザ，血液回路の血液が黒っぽく見える
　（4）透析効率の低下

3. 処置・対策

原因によって次のような処置を行います。
- (1) 穿刺針と血液回路を正しく接続する
- (2) 再穿刺する
- (3) 透析時間を延長する
- (4) 透析効率に関する検査を行う

4. 予防

- (1) 動脈側と静脈側の穿刺部位は5～6 cm離す
- (2) 動脈・静脈吻合部と血液の流れる方向を確認してから穿刺する（シャント手術記録を必ずみる）
  - ●特にループ型人工血管では血液の流れが一方向のため，穿刺部位と穿刺の方向に十分注意する
- (3) 穿刺針と血液回路を接続する時には，動脈側・静脈側を必ず確認してから接続する
- (4) 透析開始後には正しく接続されているか再確認する

シャント不全による再循環

1. 原因

- (1) 中枢側に狭窄・閉塞があるため逆流する
- (2) シャント閉塞で血栓除去術を行ったが，血栓の除去が不十分な場合

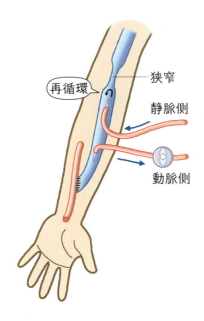

2. 徴候・症状
(1) 穿刺針と血液回路を接続した直後，血液ポンプを回すと動脈側の穿刺針や血液回路に，プライミング液（充填液）で血液が希釈されうすくみえる
(2) 静脈圧が上昇している
(3) 血液が濃縮されているため，ダイアライザや血液回路が凝血したかのように，真っ黒くみえる（洗浄しても凝血はみられない）
(4) 透析効率の低下

3. 処置・対策
(1) 再穿刺できる血管があれば行う
(2) 透析時間を延長する
(3) 透析効率に関する検査を行う
(4) シャント造影，PTA（経皮的血管拡張術），シャント再作製の検討

4. 予防
(1) 穿刺前にシャント音を聴取し，狭窄がある場合はシャント造影を行う
(2) 穿刺針と血液回路を接続した直後は，再循環の徴候がないか観察を行う
(3) シャントエコーや実血流量計などを用いてシャントの評価を行う

11 透析と医療安全

透析室の安全管理は事故防止対策・感染対策・災害対策に分けられます。

事故防止対策

透析中の事故は生命にかかわる重大な事態を招きます。なかでも抜針事故による失血は，大量失血につながる危険度の高い医療事故となるため予防が必要です。

失血

透析中に血液回路の接続部がはずれたり，穿刺針が抜けると出血量が多い場合は重篤な状態となるため，失血しないように予防することが大切です。

【接続部の離脱・抜針】
1. 原因

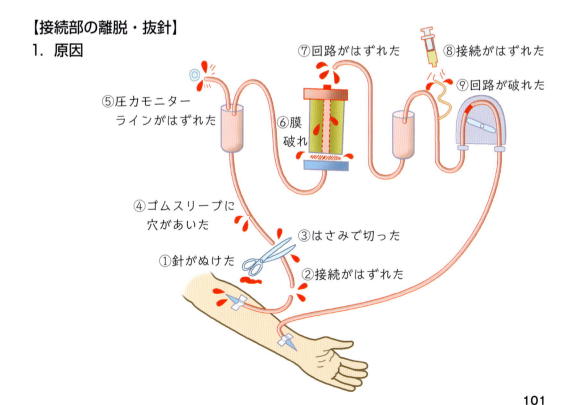

2. 特徴・症状
(1) 出血
(2) 血圧下降
(3) 静脈圧低下
(4) 空気混入

3. 処置・対策
(1) 血液ポンプを止める
(2) 血液回路をクランプして，はずれた部分を再び接続する．場合によっては血液回路，ダイアライザを交換する
(3) バイタルサイン，一般状態の観察を行う
(4) 出血量が測定可能なら行い，貧血の状態（Ht，Hb）の確認をする（必要に応じ採血や輸血）

4. 予防
(1) 血液回路の各接続部は，確実に接続する
(2) はさみと止血鉗子は同一場所に置かない
(3) 穿刺針は抜けないようにテープで確実に固定する（p.47 参照）
(4) 血液回路は折れ曲がらないように固定し，ゆとりをもたせる
(5) 血液ポンプは，回路をクランプしていないことを確かめてから回す
(6) 静脈圧の上下限の安全域の設定を必ず行う
(7) 抗凝固剤入りの注射器とラインは確実に接続する
(8) 血液ポンプへの血液回路のセットは，きつからず，ゆるからず行う
(9) 各接続部のルアロックは確実にしめる
(10) シャント肢を布団で覆わない（観察できるようにしておく）
(11) 出血センサーを利用する
(12) 出血確認を行う

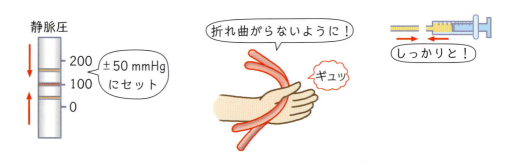

もっと知りたい人のために

自己抜針と予防

自己抜針とは認知症や意識障害のある患者，高齢者で理解力の低い患者自身が無意識または故意に抜針することをいいます。

予防には，前記【接続部の離脱・抜針】の予防に加え，不穏や意識障害，認知症患者に対して抜針防止アセスメントを行い，評価し，自己抜針しないような工夫が必要です（シャント肢の保護や抑制など）。

〔抜針事故防止十か条〕，〔抜針事故対応五か条〕が公表されている。

[抜針事故防止十か条]
1. 固定に配慮　穿刺部位
2. 針挿入は　十分に
3. 剥がれ難き　テープ貼り
4. 余裕をもたせた　回路の固定
5. 指さし・声だし　安全確認
6. 患者の協力　抜針予防
7. 出血確認　頻回に
8. 監視しやすい　ベッド位置
9. 怪しい動きに　要注意
10. 抑制やむなし　認知症

[抜針事故対応五か条]
1. なにはともあれ　処置と治療
2. 誰にもわかる　記録の作成
3. 本人・家族へ　報告・説明
4. 事故情報を　みんなで共有
5. 事故対策の　マニュアル更新

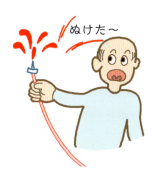

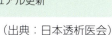
（出典：日本透析医会）

ダイアライザの膜破れ

透析膜が破れると，血液が透析液側に流れ出ます。また，透析液側の細菌が血液中に入ります。血液の漏れる程度には少量漏れる場合と，破裂を起こして大量出血する場合があり，それぞれ処置が違います。

1. 原因
（1）ダイアライザの不良
（2）限界以上の圧がかかった
　　　静脈側血液回路をクランプをしたまま血液ポンプを回した時

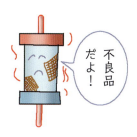

2. 所見
（1）透析液供給装置の漏血警報が鳴る

(2) 透析液の排液を試験紙で調べると潜血反応が陽性にでる
(3) 透析液ホースが血液で薄いピンク色になる
　　ダイアライザの膜の破裂が大きい場合は，真っ赤になる
(4) 血圧低下（出血が大量の場合）

3．処置・対策

出血が少量の場合（リーク）

　透析液の排液を試験紙で調べて陽性なら，穿刺針を残し，ダイアライザと血液回路の血液を返血し，プライミングした新しいダイアライザと血液回路で透析を再開する。

出血が大量の場合（バースト）

(1) 血液の漏れる量が多いだけでなく，血液の汚染が起きていると考えられるため，返血しないで捨てる（必ず医師の指示を受ける）
(2) 医師の指示により検査や抗生剤の投与を行う

4．予防

(1) ダイアライザをたたいたり，落としたりしない
(2) 静脈側血液回路をクランプしたまま血液ポンプを回さない
(3) 静脈側血液回路を折り曲げないようにする

ダイアライザ・血液回路の凝血

　ダイアライザが凝血すると，透析効率が低下して血液回路内の内圧が高くなり，出血のおそれがあります。

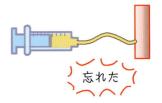

1．原因

(1) 抗凝固薬の量不足，入れ忘れ，抗凝固薬の種類があわない時
(2) 血液ポンプを止めたままにした時
(3) プライミング時，ダイアライザの空気が十分抜けていなかった
(4) 透析液温度が低い
(5) 血液の凝固性亢進（感染時）
(6) 輸血時

2. 所見

(1) ダイアライザが黒っぽく見える
(2) チャンバー内の血液のかたまりが見える
(3) 静脈圧が上昇する

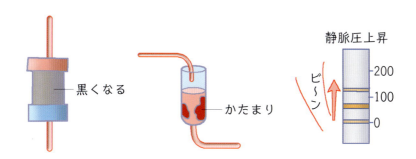

3. 処置・対策

　ダイアライザの凝血の程度によっては，透析時間の延長，ダイアライザや血液回路の交換が必要な場合がある。
　また，抗凝固剤の量が適切であるかを抗凝固作用のモニタ法を用いて評価する。

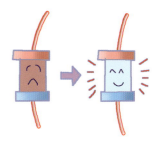

4. 予防

(1) ダイアライザ，血液回路の空気を十分に抜く
(2) 時間ごとの抗凝固剤の量を正確に確実に投与する
(3) 血液ポンプを止めたままにしたり，血液量を下げたままにしない
(4) 生食などで定期的に洗浄する

空気混入

万一，体内に空気が入っても多くは肺で抜けますが，塞栓や心不全をおこすこともあるため，空気が体内に入らないように予防することが大切です。

1. 原因

血液は血液ポンプで取り出されているため，動脈側穿刺針から血液ポンプ前までは回路内は陰圧がかかっている。穿刺針が抜けた，動脈側血液回路のはずれ，穿刺針や血液回路の亀裂があると空気が吸い込まれ，血液ポンプによって体内へ送り込まれます。また，静脈側エアートラップチャンバーがホルダーからはずれ，上下が逆になってしまうと，空気が混入し体内へ送り込まれてしまう。

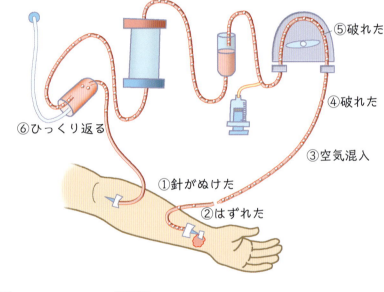

2. 所見

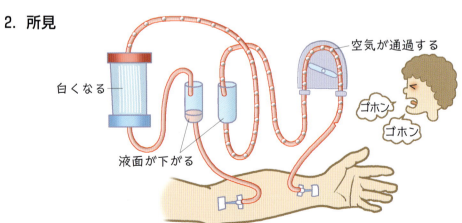

- 多量の空気混入時は，血圧低下，胸内苦悶，胸痛，けいれん，意識消失などの症状が現れ，空気塞栓症を生じ，生命が非常に危険な状態となる。

3. 処置・対策

〔体内に空気が入った時〕
(1) 血液ポンプを止め，静脈側血液回路をクランプする
(2) 頭部を低くして脳内への空気流入を防止するため，左側臥位により空気を右心房内にとどめ肺循環系への流れ込みを抑える
(3) 状態によっては補液，酸素吸入，強心剤や昇圧剤の投与，高圧酸素療法を行う

4. 予防

(1) 血液回路の各接続部は，確実に接続する
(2) 穿刺針が抜けないように，テープでしっかり固定する
(3) エアートラップチャンバーは倒したり，血液面を下げすぎない
(4) 透析開始・終了操作は慎重に行う
(5) 気泡感知器を定期点検する

感染対策

感染対策においては，標準的予防策（スタンダードプリコーション）を遵守することが基本です。透析室の特徴をふまえて感染対策に心がけましょう。

標準的予防策（スタンダードプリコーション）

「すべての湿性生体物質は何らかの感染症がある」という米国疾病対策センター：CDCのガイドラインに基づいた医療機関において最も重要かつ基本的な予防策です。

すべての患者の汗を除く，①血液，②体液，分泌物，排泄物，③損傷のある皮膚，④粘膜，には感染性があると考えて取り扱うことにより，感染源からの微生物伝播を予防し，患者および医療従事者双方に対する感染の発生のリスクを減少させることを目的としています。

透析室では，多数の患者が同時に同一フロアで，体外循環を受けるため血液が飛散する可能性があり感染が起こりやすい環境にあります。このような環境では，血液媒介感染に最も注意が必要です。HBV・HCV感染者への予防策は，特に注意する必要があります。

透析室の特徴

患者	・透析患者は免疫能が低下（易感染性）している ・糖尿病，高齢者の透析導入が増加，さらに免疫能低下の患者が多くなる ・肝炎，MRSA などの感染症キャリア患者の存在
環境	・一度に通院・入院患者が多数集まる ・透析機器，ベッドを共有 ・複数のスタッフがフロア内で業務を行う
透析療法	・血液を大量に体外循環するため，血液の漏れ，飛散が起こりやすい ・治療時間が 3〜5 時間と長時間

透析室における感染予防対策

透析施設における標準的な透析操作と感染予防に関するガイドラインに沿った標準予防策の実施が必要です。

1. 手指衛生
（1）感染防止のために必要な場面において手指衛生を行う
（2）手指が目に見えて汚れている場合には，石けんと流水で手を洗う（p.41 参照）
（3）手指が目に見えて汚れていない場合には，アルコールを基剤とする速乾性手指消毒剤を用いて手指消毒する。代わりに石けんと流水で手を洗っても良い
（4）透析室内に速乾性手指消毒薬および手洗い場（シンク）を適切に配置する

2. 個人防護具（PPE）
（1）透析操作時には手技ごとにディスポーザブル手袋の交換，ゴーグル・マスクまたはフェイスシールドの装着，清潔なエプロン・ガウンを着用する

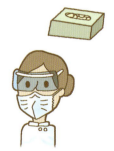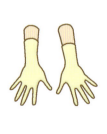

3. 呼吸器衛生／咳エチケット
（1）患者・スタッフともに咳やくしゃみをしている人にはサージカルマスクを着用する
（2）インフルエンザ等の流行期には積極的に実施する

4．針，その他の鋭利物取り扱い
(1) 使用した注射器や穿刺針はリキャップせず，スタッフの針刺し事故を起こさないように耐貫通性専用容器に入れて感染性廃棄物として破棄する

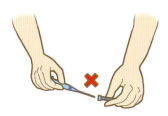
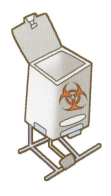

5．患者に使用した医療器具の取り扱い
(1) 透析装置，ベッド，ベッド柵，オーバーテーブルなどは患者毎に透析終了後に血液汚染があれば拭き取り，0.05～0.1％次亜塩素ナトリウム溶液で清拭する
(2) 患者に使用した聴診器，血圧計のカフ，体温計，駆血帯などは洗浄できるものは洗浄し，それ以外は次亜塩素ナトリウム・アルコールなどで清拭する

6．患者配置
(1) 飛沫感染や接触感染の可能性が高い患者は他の患者と区別して扱う．仕切られた区画で透析を実施することが推奨されるが，困難であればベッド間の距離を十分に確保するか，スクリーンを置く
(2) HBV・HCV など感染患者はベッドを固定する
(3) 必要であれば隔離透析を行う．隔離透析室は基本的に1室1ベッド単独で使用する

7．環境対策
(1) 透析ベッドの柵やオーバーテーブル，椅子などの環境表面，および透析装置外装は，透析終了ごとに洗浄（清拭）し，適切な消毒薬を用いて消毒する
(2) リネン類は患者ごとに交換することが望ましい
(3) リネンが汚染されることが予想される場合には，ディスポシーツなどでリネンの保護を行い，リネンに明らかな汚染がある場合には交換する
(4) 患者から離れた場所で，患者やスタッフの手指が高頻度に接触する場所に対しては，1日数回清拭や消毒を行う
(5) 床や壁など，それ以外の場所に関しては，埃が目立たない程度の掃除で良く，消毒薬を用いる必要はない

もっと知りたい人のために

1. 感染経路別予防策
(1) 医療施設において血液媒介感染，接触感染，飛沫感染および空気感染の4つの感染経路が重要で，いずれも標準予防策を基本として実施する
(2) 接触感染予防策は，耐性菌などの病原体の感染予防に有効。患者の耐性菌の保有の有無を確認するためには培養検査の実施が不可欠である。患者間の伝播を防ぐため，個室管理あるいは別の区画での対応が望ましいが，難しい場合は患者のベッド間隔をあけるなどの対応が推奨される
(3) 飛沫感染予防策は，呼吸器病原体などの感染予防に有効。患者は個室管理あるいは別の区画での対応が望ましいが，難しい場合は患者ベッド間隔を2m以上あけるか，カーテンやパーティションで仕切りを設ける。2m以内で医療行為を行う際にはサージカルマスクを着用し，スタッフにはインフルエンザ流行前のワクチン接種が望まれる
(4) 空気感染予防策は，陰圧室への患者の個人収容が原則。麻疹や水痘の患者に対応するスタッフは，予めウイルスに対する免疫を獲得しているスタッフが担当することが望まれる

2. HBV・HCV感染者への予防策
　ウイルス肝炎に罹患すると，慢性肝炎，肝硬変，そして肝癌へと進行していきます。
(1) HBV感染患者は個室隔離透析，隔離が不可能な場合はベッドを透析室の隅に固定し，透析装置や透析関連物品は専用とします
(2) HCV感染者はベッドを固定とし，透析装置や透析関連物品はHBV感染患者と同様専用とします
(3) 6か月に1回は抗体の検査を行います
(4) B型肝炎の予防にはB型肝炎ワクチンの予防接種があります。血液や体液に接する可能性の高い人で，かつHBs抗体陰性の人は接種する必要があります
(5) C型肝炎の治療には，今まで肝庇護療法（ウルソデオキシコール酸など），インターフェロンによる抗ウイルス療法がありました。最近ではダクルインザ・スンベプラ併用療法（内服）による抗ウイルス療法が開発され，C型肝炎ウイルスを有効に排除することができるようになり，高い治療効果が得られています。他にも新しい薬が開発されていますので，肝臓病専門医への受診を勧めます。

災害対策

　災害とは「自然災害や人災と呼ばれる，不測の時に，多くの人々の生命や健康が著しく脅かされる状況であり，地震や火災などによる一時的な被害だけでなく，二次的な生命・健康への脅威を含む」とされています。

　日本は地震大国であり，日本中どこで大規模災害が起こっても不思議ではなく，職場や患者を守るために災害対策は透析施設の重要課題です。

　どんな災害が起こっても，まずは自身の身の安全の確保と状況把握（情報収集）が必要です。

　各施設の防災マニュアルに準じ，責任者の指示に従い落ち着いて行動しましょう。

停電

(1) 停電の原因は，地震や落雷などの災害であることが多い。停電の際は血流の確保が必要である
(2) 現在はほとんどの装置にバッテリーが内蔵されているので血流の確保は可能であるが，内蔵されていない装置の場合は手動で血液ポンプを回す
(3) 停電が長時間続く際は，責任者の指示に従い返血する

地震

(1) 震度によって状況は変化する。揺れている間は，頭を保護し，つかまるものがあればそれにつかまり動かず揺れがおさまるのを待つ
(2) 揺れがおさまったら，テレビやラジオなどで情報収集を行い責任者の指示を待つ
(3) 火災や建物の崩壊，津波などが迫る危険性があり避難が必要な場合は緊急離脱を行い避難する
(4) すぐに避難が必要ではない状況であっても返血し避難に備える

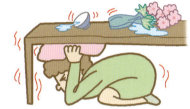

火事

(1) 地震などの広域災害時では，火災による二次的被害が予想される。災害時の火災や通常時の火災に備えて消防設備の位置の確認を普段より心がける
(2) まずは火元を確認し初期消火に努める
(3) 地震と同様に状況を把握し，避難が必要な場合は緊急離脱を行い避難する

透析からの離脱方法

(1) 災害が発生し建物の崩壊する危険が高く，火災の煙が迫っていて直ちに避難が必要となった場合は緊急離脱をして避難する
(2) 返血が可能な場合は返血をして，不可能な場合は返血せずに抜針し，止血ベルトで圧迫止血しながら避難する

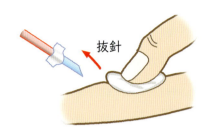

災害に備えて （p.194 災害時の注意と指導参照）

(1) 施設ごとの防災マニュアルの作成
(2) 非常時の連絡体制の確認
(3) 避難経路の確認
(4) 透析室の環境整備
(5) 非常持ち出し袋の準備
(6) 定期的な防災・避難訓練の実施
(7) 患者教育

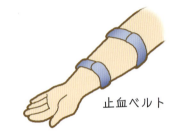

もっと知りたい人のために

災害用伝言ダイヤルや日本透析医会災害情報ネットワークを活用しましょう
https://www.saigai-touseki.net/

12 透析と合併症

　透析治療を行っている間には，合併症が起こる場合もあります。糖尿病性腎症患者や高齢者の増加などの背景があり，透析者の死亡原因は2021年時点で1位は心不全，2位感染症，3位悪性腫瘍となっています。慢性腎不全の病態から生ずる合併症や長期透析にともなう二次性副甲状腺機能亢進症などの合併症があり，予防の基本は透析を十分に行い，セルフケアに心がけ，その上で早期に発見し，治療することが大切です。

心・血管系合併症

　透析患者の死亡原因として心不全，心筋梗塞，脳血管障害などの心臓・血管死は，全体の約3割を占めています。加齢による動脈硬化のほか，糖尿病，高血圧，血管や心臓の弁の異所性石灰化，体液貯留（食塩，水分，毒素のたまり過ぎ）など，心・血管系への負担が長期に持続していることが原因です。

心不全

　透析患者に起こる心不全の原因のほとんどが，水分と塩分のたまり過ぎによるものです。水分と塩分がたまると血液の量が増え，心臓の仕事量が増えます。これが長期に続くと心臓は疲れて働きがおちてきます。このような状態を心不全といいます。狭心症，心筋梗塞，心臓弁膜症などによる心機能低下により心不全が発症することもあります。その他，さまざまな原因がありますが，予防に心がけるよう指導しましょう。

1. 原因
　(1) 塩分・水分のたまり過ぎ
　(2) 貧血（心臓の仕事量が増える）
　(3) 過大血流内シャント
　(4) 高血糖
　(5) 心疾患（虚血性心疾患，心臓弁膜症，不整脈，心筋症など）

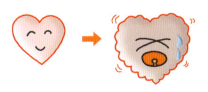

(6) 高血圧
(7) 動脈硬化（心臓の血管が細く狭くなり，心臓がうまく収縮しない）
(8) 心膜炎
(9) その他の疾患

2. 症状
(1) 体重増加
(2) 血圧上昇や低下
(3) 動悸，息切れ，呼吸困難，咳，泡沫痰
(4) 胸痛，胸が苦しい
(5) 全身倦怠感
(6) 起坐呼吸
(7) 心胸比の拡大（50％以上）
(8) 頸動脈怒張
(9) チアノーゼ
(10) 肺野のラ音

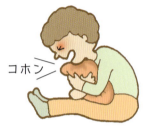

起坐呼吸

3. 予防と患者指導のポイント
(1) 塩分・水分を制限する
(2) 体重をコントロールする
(3) 適正体重を正しく設定し，十分除水しておく
(4) 動脈硬化の予防のため過食（リン・カルシウムの管理）に気をつける
(5) 血圧をコントロールする
(6) 貧血の予防と改善につとめる

4. 処置・対策
(1) 十分な除水，限外濾過法（ECUM）（p.15参照）などを併用する
(2) 薬物療法（β遮断薬やレニン・アンギオテンシン系阻害薬など）
(3) 酸素吸入

高血圧

高血圧は動脈硬化，心不全，脳血管障害の原因となるので注意しましょう。

1. 原因
    (1) 塩分・水分の取り過ぎ
    (2) レニン分泌増加
    (3) 過食・肥満による動脈硬化
    (4) ストレスによる交感神経への刺激
    (5) エリスロポエチンの投与

2. 症状
    (1) 頭痛，肩こり，いらいら，嘔気・嘔吐
    (2) 顔面紅潮
    (3) めまい，耳鳴り
    (4) 胸部症状

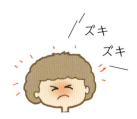

3. 予防と患者指導のポイント
    (1) 塩分・水分を制限する
    (2) 適正体重を検討する（p.40 参照）
    (3) 熱量（カロリー）過剰，特に脂肪の摂りすぎに注意する（肥満・動脈硬化の予防）
    (4) 適切な運動をする
    (5) 禁煙する
    (6) 血圧測定をして，異常を早期に発見する

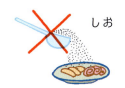

4. 処置・対策
    (1) 降圧剤の使用

動脈硬化

　動脈の内側に脂肪やカルシウムなどがたまって，血管が狭くなり血液が通りにくくなった状態を動脈硬化といいます。透析患者は，高血圧・脂質代謝異常症・カルシウム・リン代謝異常などが重なり，動脈硬化を起こしやすくなります。動脈硬化は脳血管障害や虚血性心疾患などをひき起こし，予後を左右する大きな要因になります。予防に心がけるよう指導しましょう。

1. 原因

(1) 高血圧
(2) 脂質代謝異常症
(3) カルシウム・リン代謝異常
(4) 高尿酸血症
(5) 糖尿病
(6) その他：加齢にともなうもの，喫煙，肥満，運動不足，ストレス，治療薬によるものなど

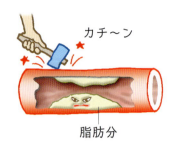
脂肪分

2. 動脈硬化によって起こる病気

病気を起こしやすい部位は，主に脳の血管，心臓の血管，下肢の血管です。それぞれについて起こる病気をみてみましょう。

(1) **脳血管障害**：脳の血管の動脈硬化が進むと，脳出血や脳梗塞などが起こります。

脳出血：脳の血管が切れて出血することをいい，突然倒れて意識がなくなったり，半身麻痺などを起こすことがあります。

脳梗塞：脳の血管が血液の塊でつまることをいいます。症状はゆるやかで，めまいや手足のしびれなどから始まり，ひどくなると意識がなくなったり半身麻痺などを起こすことがあります。

(2) **虚血性心疾患**：心臓に酸素や栄養を送る冠動脈に動脈硬化を起こすと狭心症や心筋梗塞につながります。

狭心症：冠動脈の一部が狭くなり，血液の流れが悪くなって心筋の酸素不足を起こす病気です。

心筋梗塞：冠動脈が血の塊で詰まってしまい，そこから先に血液が流れなくなってしまって心臓の筋肉が死んでしまう病気です。早期に適切な治療を行わないと，生命に危険を及ぼします。

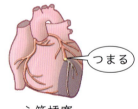
心筋梗塞

(3) **閉塞性動脈硬化症**（ASO）

閉塞性動脈硬化症は四肢の血管の動脈硬化により，血管がほそくなり，血管が詰まり，下肢筋肉の血液の流れが悪くなる病気です。足の冷感，しびれ感からはじまり，下肢の痛みなどの症状が現れます。一定の距離を歩くとふくらはぎの筋肉が締め付けられるように痛くなり，休むと数分で回復します（間歇性跛行）。悪化すると壊疽などの足病変へと進展し，下肢切断となるケースもみられます。

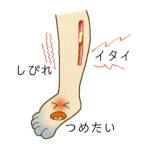

3. 予防と患者指導のポイント
（1）塩分・水分を制限する
（2）熱量（カロリー）を制限する（脂質代謝異常症・肥満予防）
（3）リンを制限する
（4）血糖の管理
（5）禁煙
（6）適切な運動をする
（7）ストレスの解消をはかる

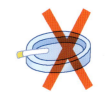

4. 処置・対策
（1）降圧剤を投与する
（2）脂肪代謝改善薬を投与する
（3）動脈硬化の検査を定期的に実施し，早期発見につとめる

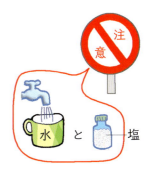

> **もっと知りたい人のために**
>
> 　透析患者の足を守るため，2016年度診療報酬改定で「下肢末梢動脈疾患指導管理加算」が新設されました。足病変を早期に発見し重症化を予防することを目的として，月1回透析患者の足を観察し下肢末梢動脈疾患のリスクを評価します。リスクが高い場合は専門的な保健医療機関への受診を勧めています。
> 　観察項目：皮膚の色，冷感の有無，しびれの有無，傷の有無，足背動脈が触知可能かどうかなど
> 　また，透析患者は症状の有無にかかわらず，年1回ABI（足関節-上腕収縮期血圧比）を測定することが推奨されています。ABIの結果が0.9未満ではASOが確実に起きていると考えられています。その他，パルスオキシメーターを用いる経皮的酸素飽和度（SpO_2）測定などがあります。

心外膜炎

　心臓の周りを覆っている薄い膜状の袋を心外膜といい，ここに炎症を起こした状態を心外膜炎といいます。最近まれにしかみられませんが，起こると重症化するので注意が必要です。尿毒症，透析量不足，感染症，自己免疫疾患，甲状腺機能低下，栄養障害，悪性腫瘍などが原因となります。

心内膜炎

　心臓の内側の膜を心内膜といいます。透析患者は，非透析患者の17倍の頻度で感染性心内膜炎を発症するとされています。感染性心内膜炎は，心内膜に病原微生物を含む疣腫が形成される全身性敗血症です。原因は，頻回の血管穿刺やカテーテル留置，体外循環を

介し感染の機会が多いことが考えられます。

心弁膜症

　透析患者は大動脈弁および僧帽弁に石灰化が起こりやすく，本来の弁の役割が果たせなくなり，狭窄や閉鎖不全を起こします。加齢や長期にわたる透析のほか，糖尿病，カルシウム・リンの蓄積，高血圧，CRP上昇，カルシウム製剤の服用なども原因となります。

　心弁膜症では，うっ血性心不全や狭心症発作，失神などが起こります。そのほか，動悸（不整脈），動脈塞栓症，透析低血圧・透析困難症，労作時呼吸困難，心雑音などもみられます。

　予防には，カルシウム・リンの管理を心がけるとともに心エコー検査を定期的に行い，早期発見につとめます。また，リン吸着薬としてカルシウム製剤を服用している場合は，他剤への変更を検討します。頻脈をともなう場合は薬物療法が適応になります。薬物療法で対応できない場合には外科手術が検討されます。

透析低血圧

　透析開始から低血圧状態（一般に最高血圧が100 mmHg以下）にある場合と，透析開始時には正常血圧もしくは高血圧であるにもかかわらず，透析中に気分不快，冷汗，嘔気などの症状とともに急激な血圧低下を起こし，処置を必要とします。透析中の血圧低下では，全身に流れる血液が急激に低下します。とくに心臓や脳の血流低下は致命的であり，危険です。症状が著しく，透析継続が困難な場合を透析困難症といいます。

電解質異常

カルシウム・リン代謝異常

透析を受けている人は，骨量の減少による骨粗鬆症の影響もあり，骨折しやすくなったり，骨以外の場合へのカルシウム沈着などが起こります。

1．原因

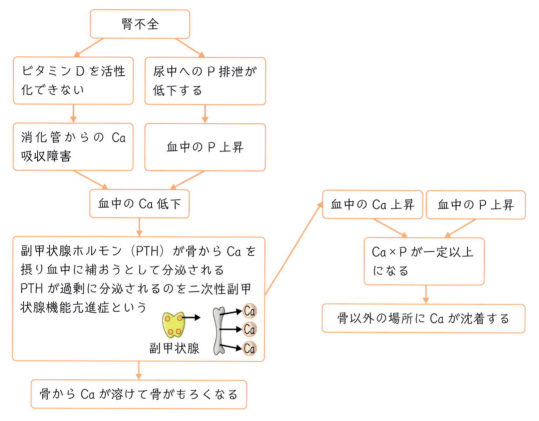

2．症状

(1) カルシウム沈着の症状

① かゆみ（皮膚への沈着）

② 関節の痛み（関節への沈着）

③ 眼が赤くなる（眼の粘膜への沈着）

- 血管へのカルシウム沈着は動脈硬化の原因となる

④ X線写真でみると，骨以外の場所にカ

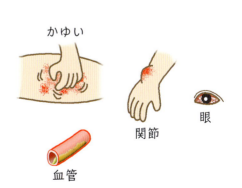

ルシウムが沈着しているのがみえる
(2) 骨が溶けてもろくなる症状
　① 骨が痛い
　② 骨折
　③ X線写真でみると，骨に薄く透けたような像がみえる

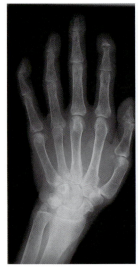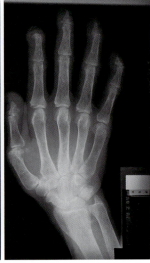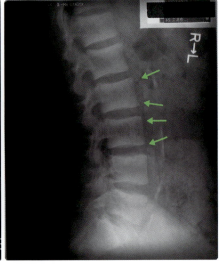

　　　　手指先のねぎぼうず像　　　　　　腰椎の横しま模様（ラガージャージ像）
　　　　　　　　　　　　　　　　　　　　腰椎の骨塩量が落ちてきている
　　　　　　　　X線像では骨が薄く透けて見える

(3) 高リン血症による血管の石灰化
　① 心筋梗塞
　② 大動脈弁狭窄症
　③ 閉塞性動脈硬化症

3. 予防と患者指導のポイント
(1) 適度な運動を行う
(2) 透析を十分行い，リンを除去する
(3) リンを多く含む食品をひかえる

4. 処置・対策
(1) 日本透析医学会のガイドラインに従い，血清リン濃度の目標値 3.5〜6.0 mg/dL，血清補正カルシウム濃度の目標値 8.4〜10.0 mg/dL の範囲でコントロールを行う
(2) 経口リン吸着薬を内服する

(3) 活性型ビタミンD製剤を内服薬や注射薬で補う
(4) 低カルシウムの透析液を使用する
(5) 副甲状腺ホルモンが過剰分泌している場合は，
　①カルシウム受容体作動薬を内服する
　②経皮的エタノール注入療法（PEIT）
　③副甲状腺摘出術（PTx）

高カリウム血症

　血液中のカリウムは，低すぎても，高すぎても，生命に危険を及ぼします。腎不全では尿中に排泄されず，血液中にたまってしまうため高カリウム血症が起こりやすくなります。血清カリウム値が異常に高くなると心停止を起こしてしまいます。透析患者の血清カリウム値は 3.5～5.5 mEq/L に維持されるのが望ましいとされています。

1. 原因（p.75 参照）
(1) カリウムの多い食品を大量に摂取したとき
(2) 透析不足
(3) 消化管出血，脱水，溶血
(4) 便秘
(5) エネルギー不足による異化作用の亢進

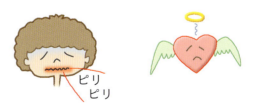

2. 症状
(1) 四肢や口のこわばりやしびれ
(2) 脱力感
(3) 胸苦しさ
(4) 倦怠感
(5) 不整脈（徐脈）
　重症化すると心停止を起こす

3. 予防と患者指導のポイント
(1) カリウムの多い食品を減らす（果物，生野菜，芋類，豆，海藻類）
(2) 十分に栄養をとる
(3) 十分に透析する

4. 処置・対策
    (1) カリウム吸着剤の内服
    (2) カリウム吸着薬の注腸
    (3) 緊急に透析を行う
    (4) 緊急時の治療（薬剤）
        ① 8.5％グルコン酸カルシウムの静注
        ② グルコース・インスリン療法
        ③ 重炭酸ナトリウムの静注
        ④ $β_2$受容体遮断薬の吸入，点滴静注

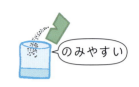
のみやすい

透析後の低カリウム血症

透析における血清カリウム値の異常では，高カリウム血症が取り上げられることが多いのですが，透析後の低カリウム血症にも注意が必要です。透析後のカリウム値が 3.4 mEq/L 以下では，予後が悪いと言われています。

1. 原因
    (1) カリウムの摂取不足
    (2) 下痢，嘔吐
    (3) 薬剤（下剤，利尿薬）

2. 症状
    (1) 不整脈（ジギタリス使用者は注意）
    (2) 筋力低下，全身倦怠感
    (3) 便秘，麻痺性イレウス

3. 処置・対策
    (1) カリウムを多く含む食品の摂取
    (2) 塩化カリウムの服用
    (3) 高度の低カリウム血症（＜2.0 mEq/L）では，塩化カリウムの点滴静注

貧血

　腎障害の進行によって生ずる貧血で，エリスロポエチンが必要量産生されないために起こります。ほかに尿毒症や栄養不足などにより赤血球が減少し，貧血が助長されます。

1. 原因

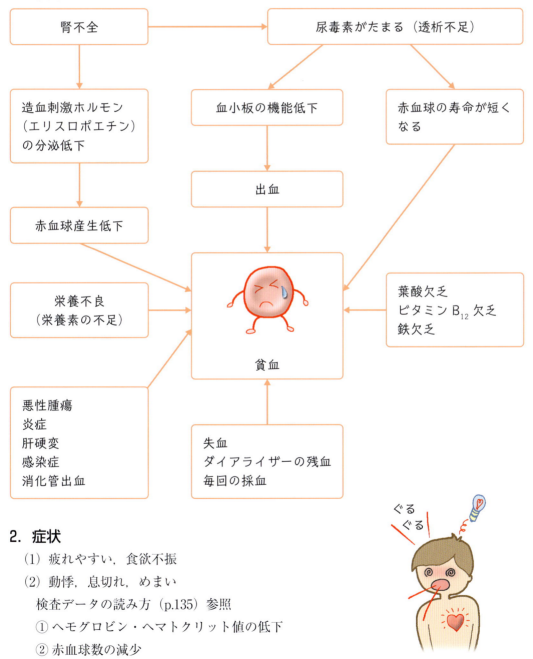

2. 症状
　（1）疲れやすい，食欲不振
　（2）動悸，息切れ，めまい
　　　検査データの読み方（p.135）参照
　　　① ヘモグロビン・ヘマトクリット値の低下
　　　② 赤血球数の減少

③ 鉄の不足（p.139 参照）
④ TSAT（トランスフェリン飽和度）低下
⑤ フェリチン濃度低下
⑥ ビタミン B_{12} 低下
⑦ 葉酸低下

3. 予防と患者指導のポイント

(1) 十分に透析をする（尿毒素の除去）
(2) 十分栄養をとる（栄養状態の改善）
(3) 適切な運動をする（ADL の向上）
(4) 残血を少なくし，失血を予防する
(5) 消化管出血の早期発見のため，日頃から便の色を注意して観察する

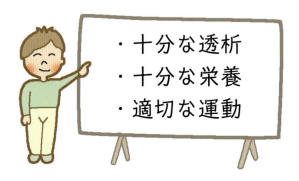

4. 処置・対策

(1) 透析条件の検討
(2) エリスロポエチンを投与する
(3) 鉄剤を投与する（日本透析医学会のガイドラインでは血清フェリチン濃度 100 ng/mL 未満，または TSAT（トランスフェリン飽和度）20％未満の場合，鉄補充療法を推奨している）
(4) 貧血が著しい場合は輸血を行う

その他の合併症

消化管出血

　消化管出血とは，胃腸などの消化管からの出血をいいます。透析不足やストレスなどが誘因となり，消化管の粘膜が弱くなり，あれて出血しやすくなります。早期に発見しましょう。

1. 原因
　（1）透析不足（尿毒素がたまる）
　　●尿毒素によって，胃腸の粘膜が保護できなくなったり，血小板の働きが低下し，出血しやすくなる
　（2）精神的・肉体的ストレス
　（3）薬の影響で胃腸の粘膜があれる
　（4）抗凝固剤の使用により出血しやすくなる

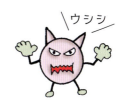

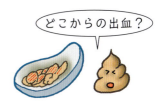

2. 症状
　（1）消化器症状
　　　　腹痛，嘔気，食欲不振
　（2）便に血液が混じる
　　　　黒っぽい色：胃・腸からの出血（便に混じっている）
　　　　赤い血の色：直腸・肛門からの出血（便の表面につく）
　（3）吐いたものに血液が混じる（赤い，コーヒー様）

3. 予防と患者指導のポイント
　（1）十分な透析を行う
　（2）バランスのよい食事をとる
　（3）胃に刺激の強い薬は注意する
　（4）ストレス解消に気分転換をはかる
　（5）便の色，吐いたものの色を観察する

4. 処置・対策
　（1）抗凝固剤の種類の検討を行う（低分子ヘパリン，メシル酸ナファモスタット透析を行う）
　（2）絶食

(3) 消化管出血の場合，内視鏡検査を行う
(4) 胃潰瘍がある場合は抗潰瘍薬を投与する
(5) 輸血をする
(6) 手術を行う

透析アミロイドーシス

長期透析の結果，アミロイドという物質が全身の骨・関節周囲・内臓に沈着し，さまざまな病態をひき起こすものです。

1. 原因

腎不全になると，尿中に排泄されるはずのβ_2ミクログロブリンとよばれる大分子の毒素が体内に蓄積します。アミロイドの沈着は，10年透析歴があれば，ほぼ起こっているといわれています。

2. 主な沈着部位と症状

(1) 四肢の関節部位への沈着：肩関節症，手根管症候群，弾撥指（バネ指），骨嚢胞など
  ① しびれ，はれ，痛みなどの手足関節の周辺症状
(2) 脊椎骨への沈着：破壊性脊椎関節症
  ① 頸椎（首）・腰椎の破壊，手足のしびれ，歩行障害など
(3) 骨・関節部以外への沈着：消化管，心臓，皮膚
  ① 嘔気，嘔吐，下痢，便秘，腸閉塞などの消化器症状
  ② 心不全，狭心症，心肥大，低血圧，不整脈などの症状
  ③ 気管支狭窄，無気肺，閉塞性肺炎などの呼吸器症状
  ④ 皮下腫瘤などの症状

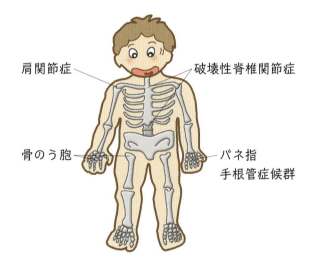

3. 予防と処置・対策

(1) 生体適合性がよく，β_2ミクログロブリン除去性能が良好なダイアライザを使用する
(2) 透析液の清浄化をはかる

(3) 十分な透析時間を確保する
(4) 血液透析濾過法を行う
(5) β_2 ミクログロブリン吸着カラムの使用

手根管症候群

1. 原因

透析アミロイドーシスの中で，アミロイドが手根管に沈着し，正中神経の圧迫から手指や関節に症状をひき起こす疾患を手根管症候群といいます。手首のところに手根管というトンネル状になったところがあり，その中を正中神経が通っています。そこにアミロイドが沈着し，神経が圧迫されて種々の症状が現れます。

2. 症状

(1) 手指（親指，人差し指，中指，薬指の半分）のしびれ，痛み
　　痛みは，夜間や透析中に強くなる（動かしていないとき）
(2) 親指の付け根の筋肉がおちてへこむ
(3) 握力の低下
(4) 雑巾がしぼれない
(5) OK サインができない

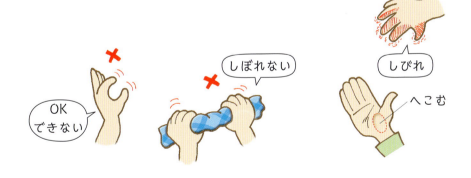

3. 予防と処置・対策

(1) 関節の動きを保つために関節運動やストレッチを行う
(2) 保温につとめる
(3) 装具やサポーターを使用する（痛みの強い時）
(4) 薬物療法（消炎鎮痛剤，湿布，ステロイド注射）
(5) 手術により神経の圧迫をとる（神経解放術）

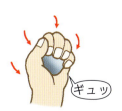

弾撥指(バネ指)

指を曲げる腱にアミロイド物質が沈着し,バネ指状で指がなめらかに伸びなくなります。

1. 症状
(1) 指を伸ばそうとすると,カクンとひっかかったような感じがする
(2) 指の関節や付け根に腫れ,痛みをともなう

はれる

2. 治療
(1) リハビリテーション,温罨法
(2) 消炎鎮痛剤や副腎皮質ステロイド薬の内服や湿布をする
(3) 麻酔剤やステロイド剤の局所注射
(4) 手術(腱鞘切開術)を受ける

破壊性脊椎関節症

1. 原因
骨に囊胞ができて症状をひき起こす骨囊胞と,脊椎の椎体や椎間板に病変を生じます。脊椎の中でも頸椎,腰椎が好発部位です。

2. 症状
(1) 骨・関節:腫れ,痛み,X線では囊胞状の抜けた像がみられる(手関節,肩関節,大腿骨など)
(2) 脊椎:頸椎(首),腰椎の破壊が進むと手足のしびれ,歩行障害など
- 主にMRIで判断するが,椎間板の変性や椎体の終板の破壊がみられ,脊髄神経への圧迫などがわかる

3. 治療
(1) 消炎鎮痛剤の内服や湿布をする
(2) 保存的療法としては安静,コルセット着用,理学療法など
(3) 手術(前方固定術,椎弓形成術)

レストレスレッグ症候群

　レストレスレッグ症候群は「むずむず脚症候群」，または「下肢静止不能症候群（RLS）」と呼ばれ，夜間あるいは睡眠中に下記の症状が増強し，じっとしていられず，睡眠障害から日常生活に支障をきたすこともあります。腎不全状態は，尿毒症性末梢神経障害をきたし尿毒症物質が関与すると言われています。

1．症状
　(1) 足の熱い感じ，イライラ感
　(2) 手足のしびれ
　(3) 手足の感覚が鈍い
　(4) 足を強く動かしたい欲求の出現
　(5) 不眠

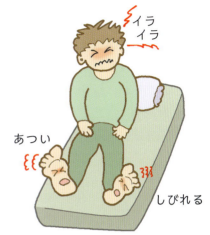

2．予防と患者指導のポイント
　(1) カフェインやアルコールは睡眠障害の誘発因子になるので避ける
　(2) 睡眠前に脚のストレッチやマッサージ，足浴を行う（フットケア，p.174，175参照）

3．治療
　(1) 十分な透析を行う
　(2) 薬物療法，抗うつ薬，抗てんかん薬，ドパミン作動薬などを極少量から投与する
　(3) 運動・食事療法

感染症

腎不全の人は免疫機能が低下しており，感染に対して抵抗力が弱いといわれています。日頃から感染予防を心がけることが大切です。

1. かかりやすい感染症の種類
　（1）シャント感染（p.51 参照）
　（2）呼吸器感染（肺炎，肺結核，インフルエンザなど）
　（3）尿路感染（膀胱炎など）
　（4）肝炎
　（5）敗血症

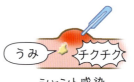
シャント感染

肺炎・肺結核

B型・C型肝炎

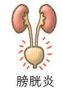
膀胱炎

2. 原因
　（1）免疫機能が低下し，細菌と戦う力がおちる
　（2）血液を体外循環することにより，細菌が入る機会が多い
　（3）輸血が多いと肝炎にかかるおそれがある
　（4）尿量が少ないため，細菌を出せず，尿路感染を起こしやすい

3. 予防と患者指導のポイント
　（1）十分な栄養をとる
　（2）十分な透析をする
　（3）体力をつける
　（4）シャント肢は十分消毒する
　（5）手洗いやうがいを励行する

肺炎

肺炎は透析患者に最も多くみられる呼吸器感染症です。高齢者では風邪・インフルエンザからの二次感染による肺炎は生命にかかわる重い合併症となります。

1. 感染経路
(1) 患者のくしゃみによって，病原菌が他人の粘膜に付いて起こる飛沫感染
(2) 空気中に散っている病原体を吸い込んで起こる空気感染

2. 予防と対策
(1) 手洗いやマスクの着用，うがいを励行する
(2) インフルエンザワクチンとともに，高齢者は肺炎球菌ワクチンの接種を検討する

肝炎

ウイルス性肝炎には，A型，B型，C型，E型があります。ここでは主に血液を介して肝炎をひき起こすB型肝炎とC型肝炎について解説します。

ウイルスが体内に入ると，一定の潜伏期間の後，症状が出現します。しかし，感染しても症状が現れなかったり，軽い人も多くみられます。肝炎は，ウイルスに感染してまもなく症状が起こる急性肝炎と，感染後肝臓が慢性的に炎症を起こした状態となる慢性肝炎に分けられます。

慢性肝炎の問題点は，自覚症状が乏しいまま肝硬変になり，肝がんの発症の危険性が高まることです。肝がんの原因はB型肝炎が約15％，C型肝炎が68％，その他アルコール性などが約17％です。

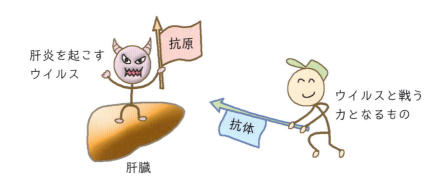

1. 感染経路
B型肝炎もC型肝炎も感染者の血液・体液を介して感染します。

出生時の母子感染などの垂直感染と，感染者との性行為，刺青，静注用麻酔薬の使用，汚染された器具による医療行為，感染している人の血液を用いた輸血や血液製剤の使用などによる水平感染に分かれます。

2. 症状
(1) 全身倦怠感
(2) 食欲不振
(3) 嘔気・嘔吐
(4) 褐色尿
(5) 黄疸
(6) C型肝炎は，感染しても無症状のまま経過
(7) AST，ALT，HBs抗原，HBs抗体，HBc抗体，HBe抗原，HBV-DNA，HCV，HCV-RNAなどを測定し，診断を確定します（13章「検査データの読み方」参照）

3. 予防と患者指導のポイント
患者は他の人にうつしてしまうのではないかという不安を抱き，医療者の感染対策によっては不快な思いをしたり傷ついたりしていることもあります。正しい知識をもってもらい，他の人に感染させないよう以下のような点に気をつけて生活するよう話しましょう。
(1) 血液が他の人につかないよう注意する
(2) カミソリ，タオル，歯ブラシなどの日用品は専用のものを使用する
(3) 排便・排尿・月経の処理後は十分に手洗いする
(4) 乳児に口移しで食べ物を与えたりしない
(5) 汚物・分泌物・血液の付着したものは，ビニール袋に入れて密封して破棄する（焼却が望ましい）
(6) 医療機関で検査や治療を受ける時には，必ず感染していることを伝える
(7) 輸血のために供血しないようにする
(8) 定期的に肝機能検査を受ける（家族も）

4. 処置・対策
 (1) B型肝炎：抗ウイルス薬，インターフェロン
 (2) C型肝炎：抗ウイルス薬，インターフェロンなど

　最近のトピックスは，直接作用型抗ウイルス薬の登場とその進歩です。アスプレビルとダクラタスビルの2剤併用療法はC型肝炎ウイルス駆除成功率90％前後の高い効果を示しています。24週の服用やゲノムタイプⅠ感染が適応。その他にも年齢など，いろいろな条件はありますが，適応ならば是非治療を受けることが勧められています。肝炎治療に対する医療費の助成を行っている自治体もあります。

 (3) 透析時の注意
　　① 透析前後には手洗いする
　　② 血液の付着を最小限にする
　　③ 汚物はすべてビニール袋に入れて密封し破棄する
　　④ 床や透析装置に血液が付着した場合はすみやかに拭く
　　⑤ 専用の必要物品を使用する
 (4) 肝庇護療法
 (5) 定期的な血液検査，肝臓の画像検査を行い，肝臓の状態を確認する

● 知っておきたい概念

フレイル

　加齢にともなって不可逆的に老い衰えた状態がフレイルです。透析患者は，体力や筋力が低下することにより外出する機会が徐々に減ってしまいます。また，活動量の減少により食欲の低下が起こり，食事のバランスが悪くなったりすることで体力の低下や判断力・認知機能の低下がおこり悪循環になります。

　フレイルの予防には適度な運動，栄養管理を行い，早期発見，早期介入を行うことにより生活機能の維持・向上が期待できるといわれています。

サルコペニア

　サルコペニアとはサルコ（筋力）とペニア（減少）をつなぎ合わせた造語で，「身体的障害や生活の質の低下，及び，死亡などの有害な転帰リスクを伴うものであり，進行性，及び，全身性の骨格筋量，及び，骨格筋力の低下を特徴とする症候群」と定義されています。

　国立長寿医療研究所が，わが国の40～91歳の2,314名を対象とした調査のよれば，サルコペニアの頻度は男性22.6％，女性22.2％と報告されています。加藤らによると，非糖尿病透析患者におけるサルコペニアの頻度は男性154名のうち77.3％，女性77名のうち84.4％と報告されています。また，65歳以上107名の透析患者のうち63名（58.9％）がサルコペニアを呈していたという報告もあります。いずれにせよ，透析患者におけるサルコペニアの頻度は透析を施行していない人よりかなり高いといえるでしょう。

　サルコペニアの治療には栄養と運動が重要です。栄養面ではタンパク質，アミノ酸の補給があげられ，特にアミノ酸の中でも分岐鎖アミノ酸が良いとされています。活性型ビタミンDも筋力低下を抑制するといわれています。運動は週に2～3回，1回あたり60分程度の筋力強化と歩行機能改善運動がすすめられています。

MIA症候群

　栄養障害（Malnutrition），慢性炎症状態（Inflammation），動脈硬化（Atherosclerosis），の英語の頭文字を組み合わせた言葉で，この三つの症状が関連した状態にあることを表します。透析患者の1/3～1/4は栄養状態が悪くなります。それにともない免疫力の低下や感染・慢性の炎症を起こしやすくなります。

　慢性炎症状態は，透析液も関与していて透析液の清浄化を行うことにより炎症の原因を取り除きます。

　動脈硬化が進行すると心血管系合併症の原因にもなります。

　このような状態を防ぐためには，栄養管理・運動療法に加え，透析条件の見直しや十分な透析が必要になります。

13 検査データの読み方

透析効率や自己管理状態をみたり，合併症の早期発見のために，定期的に検査が行われます。

日頃から主な検査データを読み，健康管理をしていく上で役に立てましょう。

主な検査項目

目安となる検査項目

1. 透析効率
   尿素窒素（BUN）
   クレアチニン（Cr）
   カリウム（K）
   血清リン（IP）
   β_2ミクログロブリン（β_2MG）
   標準化透析量（Kt/V）

2. 水分・塩分管理
   尿量
   体重増加率
   血圧
   脈拍
   体温
   心胸比（CTR）
   ナトリウム（Na）
   心房性Na利尿ペプチド（hANP）

3. 栄養状態
   総タンパク（TP）
   アルブミン（Alb）
   標準化タンパク異化率（nPCR）
   %クレアチニン産生速度（%CGR）

4. 合併症
   (1) 貧血
       ヘモグロビン（Hb）
       ヘマトクリット（Ht）
       赤血球数（RBC）
       トランスフェリン飽和度（TSAT）
       血清フェリチン濃度
   (2) Ca代謝異常
       補正カルシウム（Ca）
       血清リン（IP）
       PTH-インタクト
   (3) 肝障害
       AST，ALT
       HBs抗原，HBs抗体
       HBc抗体，HBe抗原，HBV-DNA
       HCV抗体，HCV-RNA
   (4) 感染症
       白血球数（WBC）
       C反応性タンパク（CRP）
   (5) 糖尿病
       グルコース（GLU）
       グリコアルブミン（GA）
       HbA1c
   (6) 脂質異常
       LDLコレステロール（LDL-C）
       LH比
   (7) 下肢動脈の狭窄・閉塞
       ABI（足首/上腕血圧比）

1. 透析効率に関する検査データ

透析が十分できているかどうかをみる項目には以下のものがあります。透析効率以外の条件によっても値が変わってきますので，読み方のポイントを知っておきましょう。

項　目	目標値（透析前）	読み方
尿素窒素 （BUN）	80 mg/dL 以下	・蛋白質が消費された後の老廃物です。タンパク質の過剰摂取・透析不足・消化管出血で上昇する
クレアチニン （Cr）	♂ 12～15 mg/dL 以下 ♀ 10～13 mg/dL 以下	・筋肉が活動したときに生ずる老廃物 ・筋肉量・運動量の多い人，栄養状態の良い人は高値を示すことが多い
カリウム （K）	5.5 mEq/L 未満 ＊透析後目標値 3.5～4.0 mEq/L	・果物や野菜に多く含まれる ・6.5 mEq/L 以上では重篤な不整脈を起こし心停止の可能性 ※透析後カリウム濃度が低いと死亡リスクが高まる
血清リン （P）	3.5～6.0 mg/dL	・魚介類，乳製品，加工食品に多く含まれる
β_2 ミクログロブリン （β_2-MG）	25 mg/L 未満	・体内にたまった β_2MG は，繊維を作りアミロイドという物質になって沈着し，骨・関節に障害を起こす
標準化透析量 （Kt/V）	1.4 以上	・透析効率をみる指標で，尿素などの老廃物をどれだけ除去できたかをみる ・低値の人は死亡リスクが高まる

2. 水分・塩分に関する測定値・検査データ

水分や塩分の管理がうまくできれば，血圧等が適正に保たれ，心血管障害を防ぐことになります。

項　目	目　標　値	読　み　方
尿量	1日の尿量を測定する	・尿量が少しでもあれば，水分やカリウムの管理がしやすい
体重増加率	適正体重の5%以下	・水分や塩分の取りすぎ⇨体重増加⇨血圧上昇⇨心胸比が増大する ・心胸比50%を超えると要注意 ＊心胸比の測り方は下記を参照
血圧	最高血圧：140 mmHg 未満 最低血圧：90 mmHg 未満	
脈拍	60〜100 回/分	
体温	36.0〜36.9℃	
心胸比（CTR）	透析後　♂ 50%以下 　　　　♀ 53%以下	
ナトリウム（Na）	137〜145 mEq/L	・塩分を取りすぎても，水でうすめられて値が高く出ないことがある
心房性 Na 利尿ペプチド（hANP）	透析後：60 pg/mL 以下	・心臓から分泌されるホルモンで，体に水分が溜まり心臓に負担がかかると分泌が増加する

● 体に水分が溜まりすぎると，ヘモグロビン（Hb）や総タンパクが，水でうすめられて低下する。

〔心胸比の測り方〕

胸部 X 線写真で胸郭と心臓の幅を測定し，その割合を表したものを心胸比といいます。

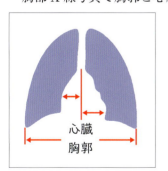

心臓の幅÷胸部の幅×100＝心胸比（％）

● 心胸比には個人差がある
（心臓の病気がある人，心筋の厚い人など）

（例）　心臓の幅(10.8)cm÷胸部の幅(22.5)cm×100
　　　　＝心胸比(48)％

3. 栄養状態に関するデータ

栄養不良になると全身の状態が悪くなるため，以下の項目で栄養状態をみていきます。

項　目	目　標　値	読　み　方
総タンパク（TP）	6.5～8.0 g/dL	・アルブミンと免疫グロブリンが大部分を占め，変動割合［アルブミン／グロブリン比（A/G比）］から疾病や病態を推測することができる
アルブミン（Alb）	4.0 g/dL 以上	・タンパクの主要な成分 ・食物から摂取した蛋白質を肝臓で生成したもので，栄養状態の指標となる
標準タンパク異化率（nPCR）	0.9～1.2 g/kg/day	・これまで体の中でどの程度蛋白が壊されたかを知ることで，摂取した蛋白質の量を推測することができる
％クレアチニン産生速度（％CGR）	100％以上	・クレアチニンの産生速度を同性・同年齢の健常人と比較したもので，低値のときは死亡リスクが高い ・クレアチニンは筋肉の老廃物で，筋肉はタンパクから作られるので，栄養状態と連動する

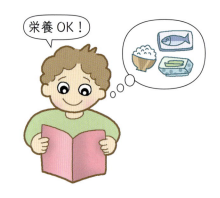

4. 合併症に関する検査データ

透析を長く行っている間には，合併症がおきることがあります。早期発見のために以下の項目をみていきます。

(1) 貧血

透析を行っている人は，程度の差はありますが，貧血に傾きます。指標にはヘモグロビンを用いることが勧められています。

項　目	目　標　値	読　み　方
ヘモグロビン (Hb)	10〜11 g/dL 活動性の高い若年者 11〜12 g/dL	・赤血球の中にあり，タンパクと鉄でできている ・全身に酸素を運び二酸化炭素を回収する役割を果たしている
ヘマトクリット (Ht)	30〜33%	・血液全体を100%として，赤血球の占める割合をいう ・赤血球の大きさ，数が反映する
赤血球数 (RBC)	3.00〜3.60　$10^6/\mu L$	・細胞の中にHbが充満している細胞で作られなかったり，失血で減少する
トランスフェリン飽和度 (TSAT)	20%以上	・鉄欠乏の指標 ・血清鉄が全てのトランスフェリンに占める割合 ※式は下記を参照
血清フェリチン濃度	100 ng/mL 以上	・鉄を貯蔵できるタンパク質（貯蔵鉄） ・体内で鉄が減少すると，まず貯蔵鉄から利用されるため，血清鉄よりも早期に低下 ・エリスロポエチン使用時は，100 ng/mL以上に維持すると造血効果が上がる

※ TSAT(%)＝〔血清鉄(Fe)(μg/dL)/総鉄結合能(TIBC)(μg/dL)〕×100
　トランスフェリン＝総鉄結合能(TIBC)＝血清鉄(Fe)＋不飽和鉄結合能(UIBC)
　血清鉄＝トランスフェリンと結合した鉄
　不飽和鉄結合能＝トランスフェリンと結合していない鉄

(2) Ca代謝異常

項　目	目　標　値	読　み　方
補正血清カルシウム（Ca）	8.4～10.0 mg/dL	・Caは大部分がリンと結合して骨や歯の成分となる ・活性型ビタミンD不足で低Ca血症が，尿からの排泄障害で高リン血症が起こる ・血中のCaが低いと骨からCaが放出され骨がもろくなる ・血中のCa値が高いとリンとの結合（リン酸カルシウム結晶）が増加し，骨以外の関節・血管等に沈着（異所石灰化）する ※補正Caの式は下記を参照
血清リン（IP）	3.5～6.0 mg/dL	・血液中のPが持続して高いと，骨以外の場所に沈着をおこす。また，低すぎても低P血症を起こし，骨がもろくなる
PTH-インタクト	60～240 pg/mL	・副甲状腺から分泌されたばかりのホルモンである。 ・高値の状態が続くと，骨からカルシウムが抜けて，骨がもろくなる。また，低すぎても骨折や骨以外の場所にCa沈着を起こしやすくなる

※補正カルシウム(Ca)：Payneの式(血清Alb値＜4.0 g/dLの患者のみ補正する)
　補正Ca(mg/dL)＝血清Ca(mg/dL)＋(4－血清Alb値)

もっと知りたい人のために

　Ca値に影響を与える因子は透析液，活性型ビタミンD₃製剤，P（リン）吸着薬，副甲状腺ホルモンである。

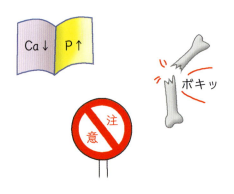

(3) 肝障害

項　目	基　準　値	読　み　方
AST	13～30 U/L	• 腎機能正常者より低値を示すので，基準値内の変動であっても肝炎の発症や増悪を考慮する
ALT	♂ 6～30 U/L ♀ 6～27 U/L	
HBs抗原	(－)	• 陽性であればB型肝炎ウイルスに感染している
HBs抗体	(－)	• 陽性の人は感染の既往者かワクチン接種者である
HBc抗体	(－)	• 陽性の人は感染しているか既往者のどちらかである
HBe抗原	(－)	• 陽性の人はHBVの増殖が盛んで感染力が強い
HBV-DNA	検出せず	• HBs抗原が陰性でもHBs抗体かHBc抗体が陽性であれば陽性になることがある • 病態の把握や治療方針の選択，治療時のモニタリングに有用
HCV抗体	(－)	• 陽性の人は感染しているか既往者のどちらかである
HCV-RNA	検出せず	• 診断および治癒判定，治療時のモニタリングに有用

(4) 感染症

項　目	基　準　値	読　み　方
白血球数 （WBC）	3.3～8.6　$10^3/\mu L$	• 腎機能正常者より低値を示す • 感染の有無を知る目安になる（細菌等の侵入から身を守るため白血球が増えて戦う）
C反応性タンパク （CRP）	0.14 mg/dL 以下	• 感染を受け，体に炎症がある場合上昇する

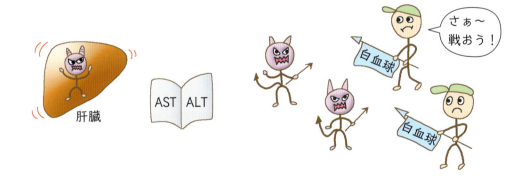

(5) 糖尿病

項　目	目　標　値	読　み　方
グルコース (GLU)	随時血糖値（透析前血糖値：食後約2時間血糖値）180〜200 mg/dL 未満	・透析前に採血するので空腹時でないことが多い ・現在の食事や運動療法，治療薬の効果が反映される
グリコアルブミン (GA)	20.0%未満 心血管イベントの既往歴を有し，低血糖傾向のある人 24.0%未満	・アルブミンとGLUが結合したもので，2〜4週間前の平均値 ・透析患者に有用な血糖コントロール指標
HbA1c	血糖正常化をめざす目標 6.2%未満 合併症予防のための目標 6.9%未満	・HbとGLUが結合したもので，1〜2か月前の平均値 ＊透析患者の血糖コントロール指標には適さない

＊透析患者は赤血球寿命の低下や，造血製剤の投与による幼若赤血球の増加により低値になるので，血糖コントロール指標には適さない。

(6) 脂質異常

項　目	目　標　値	読　み　方
LDLコレステロール (LDL-C)	一次予防 120 mg/dL 未満 二次予防 （冠動脈疾患を有する） 100 mg/dL 未満	・悪玉コレステロールと呼ばれ，動脈硬化を引き起こし，心筋梗塞や脳梗塞になりやすくなる
LH比 ＊計算方法は下記を参照	一次予防 2.0 以下 二次予防 （冠動脈疾患を有する） 1.5 以下	・LDL-CとHDL-Cが正常であっても疾病のリスクがある。両方のバランスが重要

＊LH比＝LDLコレステロール（悪玉コレステロール）÷HDLコレステロール（善玉コレステロール）

(7) 下肢動脈の狭窄・閉塞

項　目	基準値	読　み　方
ABI（足首/上腕血圧比）	1.00〜1.29	・低値になるほど閉塞，狭窄の可能性が高い

14 透析と薬

透析患者が服用する薬には非常にたくさんの種類があり，患者の症状や検査の結果から，服用する量が変わることもよくあります。

「腎臓」「透析」「薬」の関係

腎臓には多くの機能があります。ここで腎臓の機能を振り返ってみましょう。本書では，腎臓の働きを8種類に分けて説明していますが（「1. 腎臓の構造と働き」p.1～7参照），これらの働きは下の表のように大きく二つに分けられます。

	腎臓の働き	治療方法
A	体の中の水分と電解質の調節を行い，老廃物を除去する • 老廃物の排泄 • 体液の調節 • 電解質の調節 • 酸・塩基の調節 （一部補う　くすり）	• 透析が代行する • 食事療法が重要 • 薬物療法は補助
B	内分泌器官としてホルモンなどを分泌する • 造血刺激ホルモンの分泌 • ビタミンDの活性化 • 血圧の調節 • （不要になったホルモンの分解・排泄） （大事　くすり）	• 透析では全く代行できない • 薬物療法・食事療法が重要

薬の特徴に合わせた服用方法

腎臓は，肝臓と並んで体の中の薬を排泄する役割を果たしています。しかし，透析患者では，腎臓の働きが失われており，腎臓から排泄される薬を健常者と同じ量服用すると，体内に蓄積してしまい，その結果，薬が効きすぎたり副作用が発生する可能性が高くなります。このため，用量を少なめに設定したり，肝臓から胆道経由で排泄される他の薬に変更します。また，薬の種類によっては，透析によって薬が体の中から除去されてしまいま

す。このような性質の薬は，通常，透析が終了してから服用します。ここに示したのは一例ですが，薬はその特徴に合わせて，服用する量や時間帯が決められて処方されています。

もっと知りたい人のために

ジェネリック医薬品

　新薬（先発医薬品）の特許が切れた後，この薬を他の製薬会社が製造・販売したものを，ジェネリック医薬品（または後発医薬品）と呼びます。新薬に比べて開発費が大きく削減できるため，患者にとっては医療費の負担を軽くできるメリットがあります。薬剤名称については，現在流通しているジェネリック医薬品の多くが，「成分名＋会社名」に統一されています（例：ノルバスク®錠5mg→アムロジピン錠5mg「会社名」）。このため，本項では一部例外を除き，薬剤名と成分名を併記しています。
（注意）ジェネリック医薬品の中には先発品と適応症に違いがあるものも存在します。詳細は添付文書等を確認してください。

バイオシミラー

　バイオシミラーとは先発品の特許が切れた後，異なる製薬会社が製造・販売するバイオ医薬品のことです。ジェネリック医薬品と似ていますが，先発品との同等性の定義や，開発要件等が異なります。透析領域では造血刺激ホルモンのエリスロポエチンのバイオシミラーが販売されています。

腎臓の働きを補うための薬

透析の補助的な役割をする薬（表1）

1. リン吸着薬

　食事中に含まれるリンを吸着し，体内に吸収されないようにする薬です。腎臓の働きが悪いと体内にリンがたまりやすくなります。通常，リンは体内においてカルシウムとバランスをとって，骨をつくる役割を果たしていますが，一定量以上のリンがたまると，リンはカルシウムと結晶をつくり，これらが関節のまわりや血管など骨以外の場所にたまり，体にさまざまな症状をひき起こします。

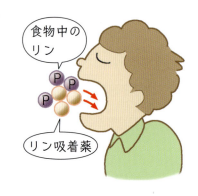

　リン吸着薬に含まれるのは，カルシウム製剤，陰イオン交換樹脂製剤，炭酸ランタン，鉄製剤などで通常，食事の直前，食事中もしくは食直後に服用します。この時間帯以外に服用しても効果はほとんど期待できません。また普段の食事からリンを取りすぎないようにするなど，食事療法が重要となります。

2. 高尿酸血症治療薬

　体内で尿酸が作られるのを抑える薬です。尿酸とは痛風の原因となる物質で，通常は腎

表1 透析の補助的な役割を果たす薬

薬剤の種類		薬剤名	注意事項
リン吸着薬	カルシウム製剤	沈降炭酸カルシウム（カルタン®，炭カル）	・多量に服用すると血液中のカルシウム濃度が高くなり，骨以外の場所にカルシウムが沈着してしまう恐れがあり，用量に上限が設けられている
	陰イオン交換樹脂製剤	塩酸セベラマー（レナジェル®，フォスブロック®） ビキサロマー（キックリン®）	・塩酸セベラマーは便秘になりやすい薬なので，便を軟らかくする薬（ソルビトールなど）と一緒に服用する場合がある
	炭酸ランタン	炭酸ランタン（ホスレノール®）	・チュアブル錠の場合，口の中で細かくかみ砕いて服用。そのまま服用すると，効果が十分に期待できない ・吐き気や嘔吐が起こることがあるが，食直後に服用することで，これらの症状は軽減する
	鉄製剤	クエン酸第二鉄（リオナ®） スクロオキシ水酸化鉄（ピートル®）	・成分である鉄が一部吸収されるので，定期的に血清フェリチン等を測定し，鉄が過剰にならないように注意する ・成分の鉄により，便が黒色になることがある ・ピートル®のチュブアル錠については口の中で細かくかみ砕いて服用する。そのまま服用すると，効果が十分に期待できない
高尿酸血症治療薬		フェブキソスタット（フェブリク®） トピロキソスタット（ウリアデック®，トピロリック®） アロプリノール（ザイロリック®）	・アロプリノールは透析によって除去されるので，通常は透析が終わってから服用する
利尿薬	ループ利尿薬	フロセミド（ラシックス®） アゾセミド（ダイアート®）	
	カリウム保持性利尿薬	スピロノラクトン（アルダクトン®A）	・カリウム値が上昇する場合がある
	サイアザイド系利尿薬	トリクロルメチアジド（フルイトラン®）	
カリウム吸着薬		ポリスチレンスルホン酸Ca（カリメート®，アーガメイト®ゼリー） ポリスチレンスルホン酸Na（ケイキサレート®）	

臓から排泄されますが，腎臓の働きが悪いと体内に蓄積します。透析によりかなり除去できますが，それでも値が高くなる場合に服用します。

3．利尿薬

　尿を出しやすくし，体の中の水分量を減らす薬です。尿が体内にたまると，水分量が増

えるのに伴い、浮腫（むくみ）が生じたり、心臓や血管に負担がかかり高血圧になります。

4. カリウム吸着薬

腸の中に存在するカリウムを吸着して、そのまま便として排泄することで、体内にたまったカリウムを減らす薬です。リンと同様に、カリウムも腎機能が悪いと体の中にたまってしまいます。カリウムの摂取量を守らず通常の量を超えたカリウムが体内に存在すると、しびれや吐き気、不整脈を起こすことがあります。

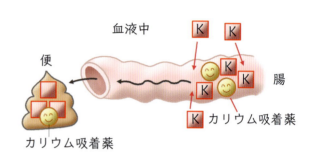

透析では代行できない腎臓の働きを補う薬（表2）

1. 造血刺激ホルモン（エリスロポエチン）

貧血を改善するために使用する注射薬です。エリスロポエチンは元々、体の中に存在するホルモンで、腎臓で産生され赤血球をつくる指令となります。腎機能が低下すると作られなくなり、結果として、貧血を起こしやすくなります。

2. 活性型ビタミン D_3 製剤

腸管からのカルシウムの吸収を助け、血液中と骨のカルシウムのバランスを正常に保つ薬です。ビタミン D_3 は肝臓と腎臓それぞれの助けにより活性化されないと、その働きが現れません。腎機能が低下している患者は、この働きが失われているためビタミン D_3 が活性化せず、血液中のカルシウム不足が起こります。その結果、骨が徐々にもろくなります。

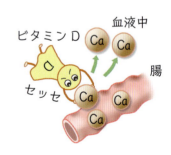

3. 降圧薬

血圧を下げる薬です。高血圧状態が長く続くと、脳血管障害や虚血性心疾患、動脈硬化などを発症する危険性が高くなります。高血圧の原因は、水分や塩分の取りすぎが挙げられますが、それらに加えて、透析をしている人は、体液量の増加も高血圧の原因になります。

降圧薬には、アンギオテンシンⅡ受容体拮抗薬（ARB）、アンギオテンシン変換酵素阻

表2 透析では代行できない腎臓の働きを補う薬

薬剤の種類		薬剤名	注意事項
造血刺激ホルモン		エポエチンベータ（エポジン®） エポエチンアルファ（エスポー®） ダルベポエチンアルファ（ネスプ®） エポエチンベータペゴル（ミルセラ®）	・製剤によって投与間隔が異なる 一般に エポジン®，エスポー® → 週に3回 ネスプ® → 1〜2週に1回 ミルセラ® → 4週に1回 ・これらの薬の影響で血圧が上昇する場合がある
活性型ビタミンD_3製剤		アルファカルシドール（アルファロール®） カルシトリオール（ロカルトロール®） マキサカルシトール（オキサロール®）	・カルシウムとリンの値を参考にしながら，量を調節する。これらの薬の影響で発疹やかゆみを起こすことがある
降圧薬	アンギオテンシンⅡ受容体拮抗薬（ARB）	アジルサルタン（アジルバ®） カンデサルタン（ブロプレス®） テルミサルタン（ミカルディス®） オルメサルタン（オルメテック®）	・カリウム値が上昇する恐れがある
	アンギオテンシン変換酵素阻害薬（ACE阻害薬）	エナラプリルマレイン酸塩（レニベース®） テモカプリル塩酸塩（エースコール®） イミダプリル塩酸塩（タナトリル®）	・カリウムが高値になる場合や，空咳が出る恐れがある ・AN69膜を用いて透析している患者では，これらの薬剤の服用でアナフィラキシーが出現する恐れがあり，禁忌
	カルシウム拮抗薬	ニフェジピン（アダラート®，セパミット®） アムロジピン（ノルバスク®，アムロジン®） アゼルニジピン（カルブロック®） ベニジピン（コニール®）	・グレープフルーツジュースと一緒に摂取すると，これらの薬剤の降圧効果が増強する恐れがある
	α遮断薬	ドキサゾシン（カルデナリン®）	・急に立ち上がったりすると過度に血圧が低下する起立性低血圧が起こる恐れがある
	β遮断薬	ビソプロロールフマル酸塩（メインテート®） アテノロール（テノーミン®） メトプロロール酒石酸塩（ロプレソール®）	
	αβ遮断薬	カルベジロール（アーチスト®）	
	中枢性降圧薬	メチルドパ（アルドメット®） クロニジン塩酸塩（カタプレス®）	
	利尿薬	表1参照	

害薬（ACE阻害薬），カルシウム拮抗薬，α遮断薬，β遮断薬，αβ遮断薬，中枢性降圧薬，利尿薬などがあります。

降圧薬は種類が多く，作用の様式が異なるものを数種類併用することがあります。

また，透析中の低血圧を防ぐため，透析前には服用を中止

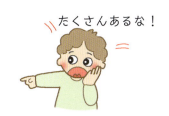

たくさんあるな！

したり，透析日と透析しない日でそれぞれ降圧薬の量を調節したりすることがあります。

血液浄化法に用いる抗凝固薬

抗凝固薬（表3）

　血液が凝固するのを防ぐ目的で使用する注射薬です。血液は血管の外に出た後，しばらくすると固まります。これは血液中の血小板の働きによるものです。これは透析においても同様で，抗凝固薬を用いずに血液を体の外に出して循環させていると，そのうち血液は凝固します。

　抗凝固薬は種類によって作用の強さが異なり，出血の状態に応じて使い分けられます。透析が終了しても3～4時間は薬の作用が持続しているので，出血には注意が必要です。

表3　血液浄化法に用いる抗凝固薬

薬剤の種類		薬剤名	注意事項
抗凝固薬	未分画ヘパリン	ヘパリンナトリウム（ヘパフィルド®）	・抗凝固作用の強さ：強，出血の危険性：高
	低分子ヘパリン	ダルテパリンナトリウム（フラグミン®） パルナパリンナトリウム（ローヘパ®）	・抗凝固作用の強さ：中，出血の危険性：中
	ナファモスタットメシル酸塩	ナファモスタットメシル酸塩（フサン®）	・抗凝固作用の強さ：弱，出血の危険性：低 ・膵炎や播種性血管内凝固症候群（DIC）の治療にも用いられる
	アルガトロバン	アルガトロバン（スロンノン®）	・未分画ヘパリンや低分子ヘパリンとは異なる作用機序で抗凝固作用を示す。アンチトロンビンⅢが低下した患者，ヘパリン起因性血小板減少症（HIT）Ⅱ型など，ヘパリンが使用できない場合に使用

透析中の症状および透析合併症に対する薬

透析中の症状に対して使う薬（表4）

1．穿刺時の痛み

　シャント部を穿刺した時の痛みを和らげるために局所麻酔薬のリドカインを含有した貼付剤を使用します。穿刺する30分～2時間前に穿刺部に貼付すると効果的です。最近は塗り薬のタイプも登場しています。

2. 血圧低下

透析中に急激な除水などで低血圧になることが時々あります。そこで，昇圧薬を透析中または透析前後に服用し，透析による低血圧を予防します。しかし，これらの薬を服用しても低血圧が改善しない時は，普段服用している降圧薬を調節したり，ドライウエイトの見直しを行います。

3. 筋肉の痙攣

足がつるのを改善する目的で，芍薬甘草湯という漢方薬が使われます。また，カルニチン製剤が有効という報告もあります。

4. かゆみ

抗ヒスタミン薬がかゆみを抑える薬として処方されることがあります。

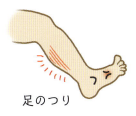

足のつり

これらの薬で効果が不十分な場合，かゆみを抑制するオピオイドκ受容体を活性化するナルフラフィン塩酸塩という薬を使うこともあります。また掻き傷や湿疹に対してはステロイド外用薬を使うことがあります。予防策として日頃から保湿剤を使ってスキンケアを行うことが重要です。

表4 透析中の症状に対して使う薬

症状	薬剤の種類	薬剤名
穿刺時の痛み	局所麻酔薬	リドカインテープ（ペンレス®） リドカイン・プロピトカイン配合（エムラ®クリーム）
血圧低下	昇圧薬	アメジニウムメチル塩酸塩（リズミック®） ミドドリン塩酸塩（メトリジン®） ドロキシドパ（ドプス®） エチレフリン塩酸塩（エホチール®）
筋肉の痙攣	漢方薬	芍薬甘草湯
	カルニチン製剤	レボカルニチン（エルカルチン®）
かゆみ	抗ヒスタミン薬	種類が多いため省略
	オピオイドκ受容体作動薬	ナルフラフィン塩酸塩（レミッチ®）
	ステロイド外用薬	種類が多いため省略
	保湿剤	ヘパリン類似物質製剤（ヒルドイド®）

透析合併症に対する薬（表5）

1. カルシウム・リン代謝異常

リン吸着薬・活性型ビタミン D_3 製剤を服用します。カルシウム・リンのバランスを調節する副甲状腺の働きが亢進している場合は，副甲状腺の働きを直接抑えるシナカルセト塩酸塩や，エテルカルセチド塩酸塩を使用したり，活性型ビタミン D_3 の注射薬を使用します。

表5　透析合併症に対する薬

合併症	薬剤の種類	薬剤名
カルシウム・リン代謝異常	リン吸着薬	表1参照
	活性型ビタミン D_3 製剤	表2参照
	カルシウム受容体作動薬	シナカルセト塩酸塩（レグパラ®） エテルカルセチド塩酸塩（パーサビブ®）
貧血	造血刺激ホルモン	表2参照
	鉄製剤	クエン酸第一鉄ナトリウム（フェロミア®） フマル酸第一鉄（フェルム®） 含糖酸化鉄（フェジン®）
	カルニチン製剤	レボカルニチン（エルカルチン®）
レストレスレッグス症候群	抗痙攣薬	クロナゼパム（リボトリール®） ガバペンチン（ガバペン®）
	ドパミン作動薬	プラミペキソール塩酸塩（ビ・シフロール®） ロチゴチン（ニュープロ®パッチ） ロピニロール塩酸塩（レキップ®）
手根管症候群	非ステロイド性抗炎症薬	ロキソプロフェンナトリウム（ロキソニン®） ジクロフェナクナトリウム（ボルタレン®） セレコキシブ（セレコックス®）
	ビタミン B_{12} 製剤	メコバラミン（メチコバール®）
	ステロイド（注射）	ベタメタゾン（リンデロン®）
便秘症	大腸刺激性下剤	センノシド（プルゼニド®） ピコスルファートナトリウム（ラキソベロン®） ダイオウ末
	直腸刺激性下剤	炭酸水素ナトリウム・無水リン酸二水素ナトリウム（新レシカルボン坐剤®）
	浸透圧性下剤（糖類下剤）	D-ソルビトール ラクツロース
	浸透圧性下剤（塩類下剤）	酸化マグネシウム
	クロライドチャネルアクチベーター	ルビプロストン（アミティーザ®）
	浣腸剤	グリセリン浣腸

2. 貧血

　透析患者はエリスロポエチンの産生量が低下するため，貧血を起こしやすくなります。一方，赤血球の成分として，鉄分の存在が欠かせません。鉄分が不足するとエリスロポエチンが十分働かないため，このような場合は，エリスロポエチンに加え鉄剤も追加します。また，透析患者で不足しがちなカルニチンを補うことで貧血が改善するという報告もあります。

3. レストレスレッグ症候群

原因が不明なので，根本的な治療薬は存在しませんが，痙攣を抑える薬や，ドパミン受容体を刺激する薬などの服用で，症状が軽快するといわれています。

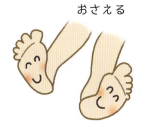
おさえる

4. 手根管症候群

根本的な治療薬は存在しませんが，痛みやしびれの症状を減らす目的で，消炎鎮痛剤やビタミン B_{12} を服用する方法や，手根管にステロイドを注射する方法があります。

これらの方法で症状に改善が見られない時は，手術により直接神経の圧迫をとります。

5. 便秘症

透析患者は水分制限や薬の副作用で非常に便秘になりやすくなります。便秘に対する薬は多くの種類が存在し，便秘のタイプによって薬を使い分けます。

糖尿病で透析をしている人の薬（表6）

現在，新しく透析を始める人の半数近くが糖尿病を患っています。透析が始まっても引き続き糖尿病の治療を行いますが，薬の種類や量が透析の開始とともに変更されることもあります。

1. インスリン製剤

インスリンを体内に補充することで血糖値を下げます。

インスリンの働き方や注射器の形状で分類されており，患者の血糖値変動の特徴や自己注射の手技の問題点などで，使用する製剤を決定します。透析患者では，インスリンの半減期が延長するので，透析をしていない患者よりも少なめの単位を設定します。

2. インクレチン関連薬

血糖値の調節に関わっているインクレチンというホルモンに関連した薬で，血糖依存的にインスリンの分泌を促します。他の糖尿病の薬と比べ低血糖になる頻度が少ないという特徴があります。インクレチン関連薬にはインクレチンを分解する酵素の働きを抑えるDPP-4阻害薬と，インクレチンが結合するグルカゴン様ペプチド-1（GLP-1）受容体に直接作用するGLP-1受容体作動薬があります。後者はインスリン製剤のように自己注射を行います。

表6　糖尿病で透析している人の薬[*1]

種類		薬剤名
インスリン製剤[*2]	超速効型	ノボラピッド® ヒューマログ® アピドラ®
	持効型	トレシーバ® レベミル® ランタス®
	混合型	ノボラピッド®30 ミックス ノボラピッド®50 ミックス ライゾデグ® ヒューマログ® ミックス 25 ヒューマログ® ミックス 50
インクレチン関連薬	DPP-4 阻害薬	テネリグリプチン臭化水素酸塩（テネリア®） リナグリプチン（トラゼンタ®） ビルダグリプチン（エクア®） アログリプチン安息香酸塩（ネシーナ®）
	GLP-1 受容体作動薬	リラグルチド（ビクトーザ®） リキシセナチド（リキスミア®） デュラグルチド（トルリシティ®）
α-グルコシダーゼ阻害薬		ボグリボース（ベイスン®） アカルボース（グルコバイ®） ミグリトール（セイブル®）
速効型インスリン分泌促進薬		ミチグリニドカルシウム（グルファスト®） レパグリニド（シュアポスト®）

[*1] 経口血糖降下薬のうち，スルホニル尿素（SU）薬，ビグアナイド薬，チアゾリジン薬は全て禁忌。また速効型インスリン分泌促進薬のうちナテグリニドは，透析患者では禁忌とされています（日本透析医学会編「血液透析患者の糖尿病治療ガイド2012」）。
[*2] インスリン製剤の成分名は省略しています。

3. α-グルコシダーゼ阻害薬

　食直前に服用することで，食後の急激な血糖上昇を抑える薬です。その時間帯以外に服用しても効果はありません。α-グルコシダーゼとは小腸に存在する酵素で，食物中の糖質を分解し，ブドウ糖をつくる働きがあります。この薬はその酵素の働きを抑えることで，体内に入った糖質の分解を遅らせ，ブドウ糖の吸収も遅らせます。

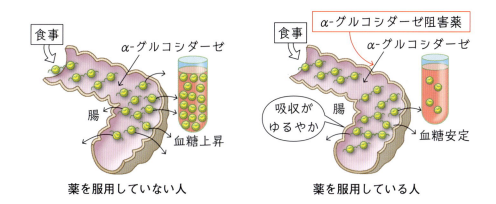

4. 速効型インスリン分泌促進薬

膵臓からのインスリン分泌を促す薬です。服用後，速やかに効果が発現するため，必ず食直前に服用します。

市販されている薬とサプリメント

　最近では，薬局だけでなくコンビニなどでも簡単に市販薬が購入できるようになりました。しかし，透析患者では，市販の薬でも効きすぎる場合や，副作用が起きやすくなる場合があります。

　例えば胃の薬の場合，そのほとんどに制酸剤としてアルミニウムやマグネシウムが含まれています。透析患者では，これらが体内に蓄積し，それぞれアルミニウム脳症，高マグネシウム血症といった疾患をひき起こす恐れがあります。

　また，最近の健康ブームに影響され，サプリメントや健康食品を摂取している人が増えてきていますが，これらにも要注意です。確かに，透析患者が服用して有効なものも存在しますが，種類によっては，体内に蓄積してしまい体に悪影響を及ぼすものもあります。ビタミン類のサプリメントの中には蓄積によって中毒症状を起こしてしまうものがありますし，健康食品には，カリウムが多く含まれているものも存在します。

　患者は，これらの薬や食品を自己判断で服用してしまうケースもあるので，特に透析を始めて間もない頃は，このような危険性を患者に意識づけるのも大切です。

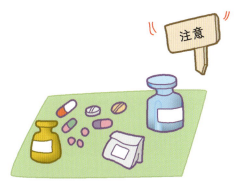

15 リハビリテーション（運動療法）

透析と運動

　透析をしている人の体力（運動耐容能）は，心不全患者や慢性閉塞性肺疾患（COPD）患者と同レベルで，一般の人の約5割しかないといわれています。体力が低下する要因としてはさまざまなものがあり，それらがいくつもからみあって慢性の運動不足状態を作り出しています。

　運動を行っている透析患者は，運動をしない透析患者に比べ生命予後が良いこと，週あたりの運動回数が多いほど予後が良いことが報告されています。

　一方，透析患者の平均年齢は年々増加しており，そのため運動療法を行うには加齢に伴う身体機能の変化，サルコペニア（骨格筋減少）や骨粗鬆症（骨量減少）なども考慮しなければなりません。

体力低下の要因

　（1）透析日は，透析中と透析後しばらく安静にしているため活動量が減る
　（2）透析状態の変動により，全身状態が不安定になりやすい
　（3）シャント手術で，安静にしなければならないときがある
　（4）さまざまな合併症（高血圧・貧血・関節の痛みなど）のため動くのがつらい
など

　患者は，透析を始めるまでは「運動禁止・できるだけ安静に」といわれていますが*，透析を始めたことで徐々に楽に体を動かすことができるようになってきます。透析導入後は，「透析・食事・運動・休養」が欠かすことのできない大切なものになります。

　　*最近は，保存期のCKD患者でも身体活動の低下は，心血管疾患の死亡リスクであり，中等度の運動を推奨する医師も増えています。

　運動は，食事や薬と比べ忘れられ後回しにされがちですが，長期透析の合併症を予防していく上で重要な役割を果たします。これからの生活をできるだけ安定したものにするに

は，体力の維持・向上は欠かすことができません。

とはいえ，透析導入直後は体力（特に持久力）が著しく低下しており，回復には長い時間が必要です。

まずは，自分のことは自分でやり，次に家事や職場復帰など以前の生活に戻り，さらに活動範囲を広げていくなど，段階を踏んで体力を改善させるようにしていきます。

運動の効果

「運動する」「体を動かす」というと，「筋力がつく」「持久力がつく」といったことが連想されます。しかし，運動の効果はそれだけではなく，運動することで以下のように，全身にさまざまな効果があるのです。

(1) 左心室収縮能の亢進と末梢循環の改善（血圧の安定）
(2) 貧血の改善
(3) 糖代謝・脂質代謝の改善
(4) 蛋白異化抑制
(5) 運動耐容能の改善（筋力・持久力増強）
(6) 柔軟性・敏捷性の向上
(7) 骨密度の増加
(8) 最大酸素摂取量の増加
(9) 食欲増進，便通の改善
(10) シャント肢の血流改善
(11) 睡眠の質改善
(12) ストレス・抑うつ感の解消（QOLの向上）

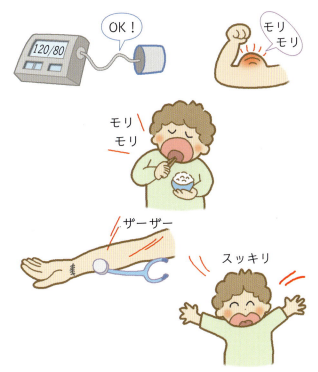

運動療法の実際

透析患者は，1日の活動量が一般の人よりも低く，慢性の運動不足状態に陥っています。そのため日常の活動量を増やすことが重要で，意識的に日常生活の中に運動を取り入れていく必要があります。

長期透析の合併症を抑えていくには，持久力を中心として全身の身体機能改善をはかることのできる有酸素運動と，関節を中心とした運動の2つが重要です。

1. 運動の強さはどう決めるか

一般的に運動強度の設定には最大酸素摂取量（$\dot{V}O_2max$）を使います。最大酸素摂取量の 50〜70％（中等強度以下の運動）が，最も適した運動強度です。

- 中等強度以下の運動では，筋肉が運動のエネルギー源をブドウ糖（糖質）と遊離脂肪酸（脂質）に依存し，それ以上になると糖質のみがエネルギー源となるためです。

透析導入直後は著しく体力が低下している状態なので，40％程度から開始し徐々に強くしていくことが重要です。

しかし，生活の中で個人の最大酸素摂取量を測定するにはさまざまな設備が必要で，いつでも測定できるわけではありません。そこで，次のような方法が代用されています。

(1) 心拍数を目安に運動強度を決める

心拍数は最大酸素摂取量と相関があります。そこで，運動時の心拍数を測定し，運動強度の目安とします。ピーク時心拍数は年齢予測最大心拍数の75％までです。

運動強度別予測心拍数

運動強度の割合 (% $\dot{V}O_2max$)	年齢（歳代） 20	30	40	50	60	70
20	88	86	84	82	80	78
30	102	99	96	93	90	87
40	116	112	108	104	100	96
50	130	125	120	115	110	105
60	144	138	132	126	120	114
70	158	151	144	137	130	123
80	172	164	156	148	140	132
90	186	177	168	159	150	141
100	200	190	180	170	160	150

ここからスタート

最も適した運動強度（50〜70）

(2) 主観的（自覚的）運動強度で決める

　主観的運動強度とは，運動を行っている人の自覚症状から主観的に決めるものです。最も簡便に行え，最大酸素摂取量や心拍数と相関があります。運動強度の指標としては，心拍数よりも信頼性が高いという報告もあります。

※ 吹き出し：「ここからスタート」

	主観的運動強度		強度
6			
7	very, very light	（非常に楽）	40%
8			
9	very light	（かなり楽）	
10			
11	fairy light	（楽）	60%
12			
13	somewhat hard	（ややつらい）	
14			
15	hard	（つらい）	80%
16			
17	very hard	（かなりつらい）	
18			
19	very, very hard	（非常につらい）	100%
20			

2. 運動時間と頻度

　最初は1日に5～10分くらいから始め，慣れてきたら徐々に増やしていき，30～60分くらいの運動をします。

　頻度は，透析日以外を中心に週3～4回行います。

3. 運動の時間帯

　暑すぎたり寒すぎたりする時間帯は避け，快適な気温の時間帯に運動を行います。空腹時や食事の直後，透析直後は避けるようにします。

4. 運動の流れ

　運動するときには，けがの防止や疲れが残るのを避けるため，準備運動・整理運動を行います。特に透析患者は筋肉・腱や骨が弱くなっていてけがをしやすいため，準備運動はしっかり行うようにします。

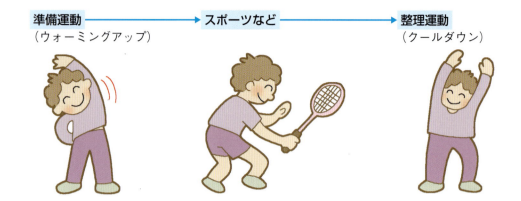

5. 運動の種類

(1) 有酸素運動

　有酸素運動とは十分呼吸をして行う運動をさし，体に酸素を取り込むことで糖や脂質を効率よくエネルギーに変えていきます。そのため代謝効率がよく，疲労物質の蓄積を避けることができます。さらに全身を十分に使った動きのある運動が多く，安全に長時間続けることができます。

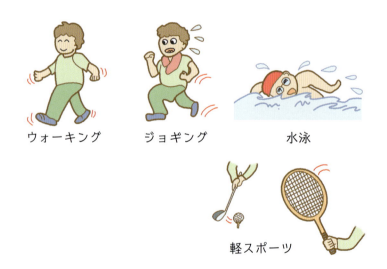

(2) 関節を中心とした運動

　透析が長期にわたると関節の動きが悪くなったり，痛みがでるなどの合併症がおこります。関節の運動は，それらを予防するだけでなく，症状を和らげることにも役立ちます。以下に紹介するのは，どこでも手軽にでき，筋肉や柔軟性を養うのに効果的な運動です。

① **運動のポイント**
- 運動は，安定している椅子に座って行う
- 背筋を伸ばして，足は肩幅に開いた姿勢で行う
- できるだけ大きく，反動をつけないで，ゆっくり行う
- 動きに合わせてゆっくりと呼吸する（息を止めないで行う）
- 痛みのあるときは，痛みのない範囲で動かす
- まずは10回くらいから始めて，徐々に増やして行く

② **肩の運動**
タオルや棒などを持って行います。

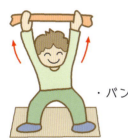
・バンザイをする

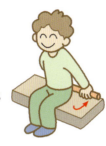
・肘を伸ばしたまま手を後ろへ上げる

③ **手指の運動**

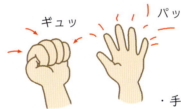
・手を握ったり広げたりする

④ **体幹の運動**

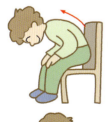
・手を膝の上に置いてゆっくり体を前に倒す

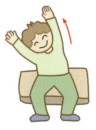
・バンザイをして体を左右に倒す
・転倒に注意

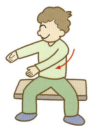
・両手を前に出し体を左右にひねる

・深呼吸しながら胸を広げる

⑤ **足の運動**

転倒しないように椅子の端を持ち，片足ずつ行います。

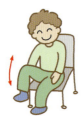
・足踏みするように
　ももを上げる
・膝は高く上げる

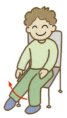
・膝をまっすぐ
　伸ばす

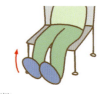
・踵（かかと）をつけたまま
　つま先を上げる

6. 運動の禁忌と中止の基準

運動は，まず医師と相談し，許可を得てから始めます。ただし，以下のような病気をもった患者は，運動を行うことはできません。

(1) 禁忌となる病気
① 心疾患（心不全，急性心筋梗塞，不整脈など）
② 感染症（肺炎，シャント感染，尿路感染，肝炎，敗血症など）
③ 消化管出血
④ 眼底出血
⑤ 重度の骨・関節障害

また，以下の運動中止基準にあてはまる場合は，運動を中止します。

(2) 運動中止基準
① 透析不足で尿毒症状態
② 収縮期血圧が180 mmHg 以上，または拡張期血圧が100 mmHg 以上
③ いつもより血圧が高すぎるか，低すぎる場合
④ 安静時心拍数が120 拍/分以上
⑤ 運動前に動悸・息切れがある
⑥ 発熱している
⑦ 体調が悪い

⑧　手術後（医師の許可が出るまで）

　その他，医師から運動を行わないよう言われた場合は，運動を中止します。

7. 運動療法の注意点
　(1) 医師に相談し慎重に始める
　(2) 体調の悪い時，食事が食べられないときは行わず，運動の途中で体調が悪くなったら無理せず中止する
　(3) 空腹時や食事の直後，透析直後の運動は避ける
　(4) 軽度の運動から徐々に始める
　(5) 一度に強い運動を行うより，弱い運動を数回に分けて行う
　(6) 運動前後に必ず準備運動，整理運動を行う
　(7) 動きやすい服装で行う
　(8) 運動はそれぞれ自分のペースで行う
　(9) シャントは閉塞の恐れがあるため，圧迫したり打ったりしないように十分注意する
　(10) 水分管理の悪い人は運動を控える
　　（体重増加が著しいと，強度の運動負荷により心不全を起こすことがある）
　(11) 関節に痛みがある場合は，痛みが出ない範囲で行う
　　（痛みを我慢し無理をすると増悪することがある）

8. 楽しい日常生活を送るために
　これらの運動を1～2日行ったからといって，体力や筋力がすぐにつくというものではありません。むしろ，疲れだけが残ったと訴える患者もいるかも知れません。運動は継続して行うことで効果が出るものです。運動はいやいや行うのではなく，目標をもって行うとよいでしょう。
　適度な運動は心身ともに心地よい効果をもたらします。そのためにも生活空間を限定せず，積極的に外に出て趣味や興味をもつようサポートしましょう。
　運動で得られるものはたくさんあります。それは，人から与えられるものではなく，患者自らが手に入れるものです。

● 透析中の運動

　活動量の減少による体力低下を改善・維持させるには運動の習慣化が必要です。しかし，日々の忙しい生活の中で運動する時間を確保し，運動を継続していくのはなかなか難しいことです。

　透析中運動療法は透析中に運動を行うので，週3回の運動の時間が確保でき，且つ運動の継続が可能となります。それだけでなく，蛋白同化が促進され，またリンなどの老廃物の透析除去率が高まることが判明しています。

　運動は低血圧反応を避けるために，透析治療の前半中，つまり治療開始から2時間以内に実施します。運動内容は自転車エルゴメーターや足踏み運動等の有酸素運動とゴムバンドや重錘を用いて抵抗を加えるレジスタンス運動があります。運動強度は主観的運動強度（Borg指数）の11「楽である」～13「ややつらい」の間で行うようにします。

　当院では通院透析患者における転倒数減少を目的に①当院に通院透析しており，②移動手段が歩行で，③運動機能を評価する検査入院をして医師よりリハビリ介入が必要だと判断され，④本人にもリハビリ希望がある患者を対象に透析中運動療法を行っています。運動内容はセラバンド™を用いたレジスタンス運動で，股関節屈曲（もも上げ），膝関節伸展（膝伸ばし），足関節背屈（足首反らし），足関節底屈（足の甲伸ばし）を左右20回ずつ1セットとし，3セット実施しています。そして筋力低下の改善・向上が図れているか，転倒リスクが軽減できているかを確認するために，定期的に筋力，下肢包括的指標，歩行分析の測定を行っています。

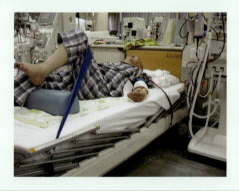 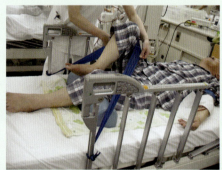

糖尿病で透析を受けている人の運動

　糖尿病で透析を受けている人は，腎不全と糖尿病の両面からの管理が必要です。運動を行うことで，インスリン感受性が改善され，血糖コントロールを良好に保つことができます。また，体脂肪を中心とした減量や脂質代謝・高血圧の改善，ストレス解消，骨量減少の予防，心肺機能の改善，筋力増強など，体にさまざまな効果をもたらします。

　食事制限でどんなに体脂肪が減少しても，運動をしない患者ではインスリン抵抗性が改善しないことが報告されています。

1. 運動療法の禁忌
（1）絶対禁忌
① 重度の糖尿病網膜症
② 足壊疽
（2）医師に相談が必要な例
① 血圧コントロール不良
② 血糖コントロール不良
③ 重度な神経障害

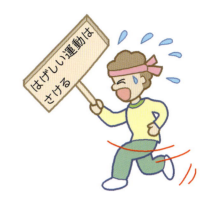

2. 運動療法の実際
　運動開始の際は，医師に相談してから行うことが必要です。糖尿病のある人は，運動の強さを最大酸素摂取量の40％くらいから始め，段階的に時間をかけて徐々に強くしていきます。運動療法の効果は，1週間の中断で元に戻ってしまいます。従って，強度を上げていくことよりも継続してもらうことが大切です。

　低血糖発作予防のため，食後30分～1時間後に行います。

3. 運動時の注意点
　一般的注意事項に加え，以下の点にも注意が必要です。
（1）運動と足の手入れ
　　運動前には傷の有無，爪や皮膚の色を確認します。運動するときは靴下を履き，圧迫しない靴を選んで行います。運動後は，足を清潔に保つことも忘れずに。
（2）激しい運動は避ける
　　運動が強すぎると，低血糖発作や眼底出血の恐れがあります。また，足への負担が大きくなり，末梢神経障害を進行させる危険があります。
（3）血圧の変動に注意する
　　運動前後に血圧測定を行い，起立性低血圧を予防しましょう。

高齢者のリハビリテーション（運動療法）

1. 高齢者の特徴
　人は加齢とともに身体および精神機能が低下していきます。高齢で透析を受けている人は，この生理的老化に加え，腎不全の合併症もあり，より一層身体・精神機能の低下が起こりやすくなります。

2. なぜ運動が必要か

　通院透析を維持するには体力・筋力を維持しなければなりません。高齢者は，わずかな間でも安静にしていると，さまざまな運動障害が出現し，日常生活に支障をきたします。安静にしていると以下のようなことが起こります。

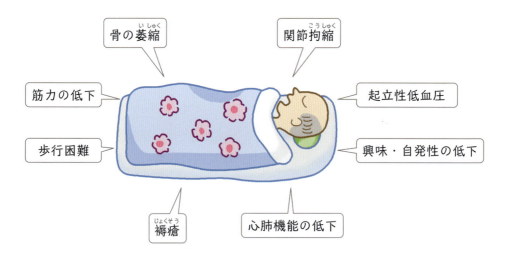

　安静期間が長くなるほど回復が遅くなり，そのまま寝たきりになってしまう可能性があります。

　できるだけ早くベッドから起き上がり，運動することによって，身体・精神機能の低下を防ぐことができます。

3. どのような運動を行うか

　高齢者のサルコペニア（筋量減少）（p.134参照）では，上肢筋よりも下肢の筋肉（特に大腿を上げるときに働く腸腰筋）の筋量低下が著しいことが分かっています。また，長期間歩行を実施していない高齢者では，大腿四頭筋が著しく萎縮しています。

　こうしたことから，高齢透析患者の運動は，まず座ることから始め，健常な高齢者のように歩行できることを目標にします。

(1) 座ろう

・椅子やベッドに腰掛けて行います。
　まずは食後10分くらいから始め，慣れてきたら時間を延ばします。

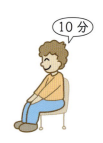

(2) 立とう

・椅子やベッドなどからゆっくり立ったり，座ったりします。できるようになったら重錘バンドなどを使った筋力トレーニングも効果的です。

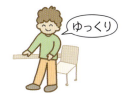

(3) 歩こう

・まずは家の中から始め，徐々に範囲を広げて行きます。

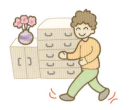

(4) 日常生活

・身の回りのことは，極力自分で行うようにしましょう。

(5) 体操

・座ってできるテレビ体操を行いましょう。

(6) レクリエーション参加

・デイケア，デイサービス，老人会，地域サークルに参加しましょう。

4．運動時の注意点

一般的注意事項に加え，以下の点に注意が必要です。
(1) 高齢者はバランス能力の低下などにより転倒しやすいので，腰掛けるとき，立つとき，歩くときには特に転倒に注意が必要です
(2) 高齢者は，特に自覚症状が乏しくなるため，決して無理はしないようにします

5. 福祉用具

　高齢者で透析している人は，活動量が低下し，生活空間を狭めてしまいがちです。そのような場合は，福祉用具をうまく活用することで，活動範囲を広げていくことが可能です。
　以下は，通院透析を維持するのに役立つ，杖・歩行補助具，および車椅子です。

（1）杖
　　・一本杖
　　　比較的
　　　歩行バランスが
　　　よい方に。

　　・多点杖
　　　片腕で体を
　　　支えられる方に。

　　・ロフストランド杖
　　　腕の力が弱い方に。

（2）歩行車
　　・四輪歩行器
　　　バランスの
　　　取りにくい方に。

　　・シルバーカー
　　　長距離歩けない方，
　　　荷物が持てない方に。

（3）車椅子
　　・自走型・介助型
　　　歩く事が困難な方に。

　この他にも，さまざまな福祉用具があります。これらの福祉用具は社会保険制度により補助が受けられる場合があるので，かかりつけの病院のソーシャルワーカーやケアマネージャーに相談しましょう。

16 糖尿病腎症患者の観察と指導

糖尿病腎症とは

　糖尿病が原疾患で腎障害を生じた状態を糖尿病腎症といい，糖尿病の三大合併症の一つです。糖尿病腎症は，高血糖状態が続くことで，糸球体の壁が硬く厚くなって傷み，濾過作用が低下し，腎機能が低下し，腎不全になる病気です。糖尿病発症から透析導入までの期間は十数年で，この間適切な治療を受けていなかった患者が多い傾向にあります。糖尿病の概略・合併症，合併症の進展予防，日常生活の注意を把握し，セルフケア支援に努めましょう。

糖尿病とは

　膵臓の膵β細胞から分泌されるインスリンの作用不全により発症します。病態には，インスリン分泌が減少するインスリン分泌不全と，インスリンが分泌されていても筋肉や肝臓や脂肪細胞での作用障害があるインスリン抵抗性，があります。成因はさまざまで遺伝や生活習慣や環境が関与しています。

糖尿病の種類と特徴

　糖尿病は主に2つのタイプに分けることができます。1型糖尿病と2型糖尿病です。

1. 1型糖尿病

　小児～思春期に発症することが多く，自己免疫の異常により，膵β細胞が破壊されて，インスリンの合成，分泌がされなくなります。インスリン療法が絶対的に必要となります。

2. 2型糖尿病

40歳以上の成人期に発症することが多く，糖尿病になりやすい遺伝的要因に加え，加齢・過食・運動不足・肥満・ストレスなどの生活習慣や環境要因が関与して発症するといわれています。食事療法と運動療法が基本であり，血糖コントロールが困難な場合，必要に応じて薬物療法を行います。

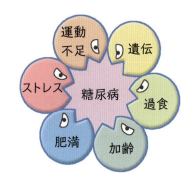

糖尿病合併症の種類

糖尿病の合併症は，糖尿病に特有な合併症「細小血管障害」と頻度が高い動脈硬化「大血管障害」，その他の合併症があります。糖尿病腎症の人は，さまざまな合併症が出現し，自己管理が複雑となります。合併症の予防と早期発見が必要となります。

糖尿病細小血管障害	糖尿病大血管障害	その他の合併症
糖尿病神経障害 糖尿病網膜症 糖尿病腎症	冠動脈疾患（心筋梗塞・狭心症） 脳血管疾患 末梢動脈性疾患 糖尿病壊疽（神経障害も関与する）	糖尿病白内障 感染症 （尿路感染症・呼吸器感染症・皮膚感染症・歯周疾患）

糖尿病細小血管障害

1. 糖尿病神経障害

細小血管障害の中でも，早期から発症するといわれています。感覚・運動神経と自律神経系の障害が強く現れます。糖尿病腎症患者は，神経障害の程度が進行しており，さまざまな症状が出現します。

1）感覚・運動神経障害
（1）手足のしびれ感
（2）手足の異常知覚（冷たい・ほてる）
（3）手足の痛み
（4）手足の触覚や温痛感がなくなる（ケガや火傷をしても痛みを感じないなど）
（5）手足がつる

2）自律神経障害
（1）起立性低血圧（立ちくらみ）

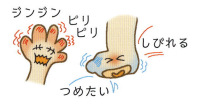

(2) 発汗の減少または増加
(3) 胃無力症による胃部膨満感，嘔吐
(4) 下痢と便秘を繰り返す便通異常
(5) 無力性膀胱，排尿障害，残尿
(6) 勃起障害
(7) 無自覚性低血糖（低血糖の自覚症状がないまま意識障害を起こす）
(8) 無痛性心筋梗塞（心筋梗塞を発症しても痛みを感じない）

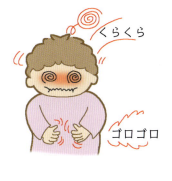

- 透析をしている人は，透析時除水に伴って血圧低下が起こりやすい

3）予防と処置・対策
(1) 早期発見の方法や予防法や血糖コントロールの重要性を指導する
(2) 喫煙にて神経障害が増悪するため，禁煙をする
(3) 治療上好ましくない結果をもたらす場合，禁酒をする
(4) 血圧コントロールをする
(5) 薬物療法を行う（アルドース還元酵素阻害剤，血流障害改善薬，消炎鎮痛剤，末梢性神経障害性疼痛治療薬，抗痙攣薬などの投与）
(6) 足の観察とフットケアを指導する。または実施する（p.174 フットケアを参照）

2．糖尿病網膜症

血糖の急激な変化や高血糖状態が続くと網膜症が出現します。適切な治療を受けず放置すると失明することがあります。網膜血管の細胞の変性・消失により，毛細血管瘤が発生するといわれています。血流の障害や細胞の障害により血管閉塞や新生血管や血管の破綻による出血で失明することがあります。

網膜症には段階があり，糖尿病腎症患者では発見された時点で既に進行している場合が多くみられます。定期的な眼科受診や眼底検査が必要となります。

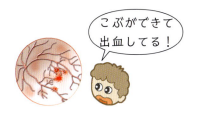

1）予防と処置・対策
(1) 血糖コントロールと血圧コントロールが中心となるが，網膜症の段階によっては急激な血糖下降で，一時的に網膜症が悪化する可能性があるため，緩徐に血糖コントロールをする
(2) 定期的に眼科受診し，眼底検査をする（段階や重症度によって受診の間隔が異なるため，眼科医の指示を受けることが必要）

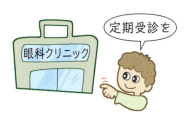

(3) 眼底出血時の透析は抗凝固剤を検討する
(4) 治療として光凝固療法，硝子体手術がある
(5) 視力障害に伴う日常生活や失明の不安に対して，状況を確認し，必要に応じた支援を行う

糖尿病大血管障害

　糖尿病の大血管障害は，冠動脈疾患，脳血管疾患，末梢動脈疾患などの動脈硬化に由来する合併症です。動脈硬化を起こした部位により，さまざまな症状が出現します。冠動脈疾患，脳血管疾患は，生命に直結する疾患です。加齢や遺伝的要因とともに，高エネルギー食，高脂肪食，運動不足などの環境要因が関与しています。

　冠動脈疾患には狭心症と心筋梗塞があり，一般的には胸痛を伴いますが，糖尿病患者では自覚症状がない場合があります。

　脳血管疾患には，脳梗塞と脳出血があり，糖尿病患者では脳出血より脳梗塞を起こす頻度が高いといわれています。

　末梢動脈疾患では，末梢の血流不良のため，下肢の冷感，しびれ，間欠的跛行などの症状が現れます。血流不良の下肢に傷や火傷などがあると治癒不良で，潰瘍や糖尿病壊疽という重篤な足病変に至る場合があります。予防と注意深い観察による早期発見が重要です。

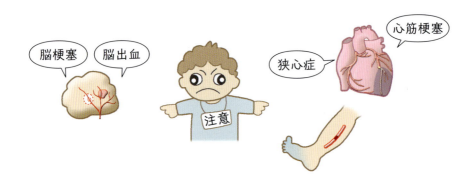

予防と処置・対策

　肥満・過食・運動不足の改善，禁煙指導，体重，血圧，血糖，脂質の管理が重要となり，指導が必要となります。

(1) 血糖・血圧コントロールをする
(2) 食事内容を確認し，高脂肪食や間食は控える
(3) 脂質コントロールをする
(4) 体重コントロールをする（肥満の場合減量が必要）

(5) 運動をする
(6) 禁酒・禁煙をする
(7) 足の観察とフットケアを指導する。または実施する（p.174 フットケアを参照）
(8) 狭心症や心筋梗塞を疑うような症状（胸痛，胸部不快，息切れなど）や脳梗塞と脳出血を疑うような症状（意識障害や四肢麻痺など）が出現したら，医療機関受診をするよう指導する。

その他の合併症

1．糖尿病白内障

高血糖により，眼のレンズ（水晶体）の変性が起こり白く濁るため，視力障害（視力低下や霧視）をきたします。予防には血糖コントロールが重要です。眼科的治療として，超音波水晶体乳化吸引術や眼内レンズ挿入術があります。

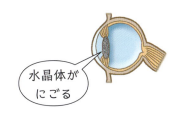
水晶体がにごる

2．感染症

糖尿病の人は感染症に罹患しやすく，治癒しにくく重症化しやすいといわれています。免疫機能の低下や血行障害や神経障害などが要因として挙げられます。主な感染症として，尿路感染症（膀胱炎，腎盂腎炎），呼吸器感染症（肺炎，結核），皮膚感染症（カンジダ症，白癬），歯周疾患（歯肉炎，歯周炎）などがあります。感染症を起こさないように予防する必要があります。特に高血糖状態での歯周病は，動脈硬化性疾患や肺炎などの呼吸器疾患の誘因となる可能性があります。血糖コントロールをしながら，口腔ケアを十分行うことが必要となります。

低血糖

低血糖は薬物療法中に頻度が多い急性合併症といわれています。

低血糖を起こすとさまざまな症状が出現し，適切な処置を行わないと意識障害を起こし，生命に危険な状態に陥ります。また，合併症を進行されることもあるので，予防と対策，応急処置を理解することが必要です。

1. 症状

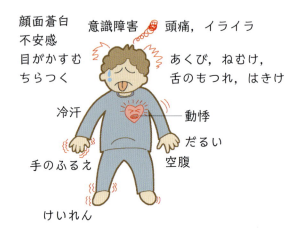

2. 低血糖を起こしやすい要因
(1) 食事が不足している
　　食事時間が遅れた，食事摂取量が少なかった，糖質が少なかったなど
(2) アルコールを多飲する
(3) 運動を過剰にする
　　過激な運動をした，空腹時に運動をしたなど
(4) インスリンを過剰投与する
　　不適切な量を注射した，入浴や運動でインスリンの吸収が促進されたなど
(5) インスリン抵抗性が改善する
　　肥満が改善した，ストレスが解消した，感染症が改善したなど

3. 予防と対策
低血糖の早期発見・早期対処の重要性を指導する。
(1) 規則正しい生活を心掛け，自己判断でインスリンを調整することなく，指示されているインスリン・量を注射する
(2) 過激な運動は避ける
(3) 低血糖が疑われる時には血糖測定をする
(4) 体調が悪い時は早めに受診する
(5) 外出時にはブドウ糖（α-グルコシターゼ阻害剤を服用している場合）または砂糖，糖尿病連携手帳を携帯しておく
(6) 低血糖になった誘因・原因を考える。自己の低血糖症状を理解しておく
(7) 人に勧められた薬は使用しない。服用しない

4. 低血糖の応急処置
   (1) すべての活動を中止し，直ちに休息をとる
   (2) 直ちにブドウ糖または砂糖10～20gやそれに相当する糖分を含んだジュース類などを摂る。15分以内に症状の改善がなければ，同じ対応を繰り返す
   (3) 症状が治まっても，再度血糖値が低下する可能性があるため，食事前なら食事をする。次の食事まで1時間以上なら炭水化物（米飯・パン・クラッカーなど）を1～2単位摂る
   (4) 回復が悪い時は，必ず病院へ連絡または受診する

ジュース類　ペットシュガー　　ブドウ糖

- α-グルコシターゼ阻害剤を服用している場合，ブドウ糖やブドウ糖を含んだジュース類を摂る。
  甘味があるジュース類でも糖分が含まれていないものがあるため，注意が必要

透析と日常生活

1. 血糖コントロール

　日常生活の中で血糖コントロールをするには自己血糖測定を行うのがよいでしょう。高血糖が持続するとさまざまな症状が出現し，合併症を併発します。インスリンや糖尿病の薬は指示通り使用する，暴飲暴食は避ける，ストレス解消するなどの心がけが必要になります。

2. 安定した透析

　自律神経障害のため，血管の反応が悪くなり，動脈硬化から透析中血圧が低下しやすくなります。安定した透析が出来るよう，血糖コントロールが必要になります。

3. 適切な食事

　血糖コントロールが不良で高血糖になると，口渇により，水分の過剰摂取が起こります。水分管理がうまく出来ないと多量除水により，さらに口渇が起き，水分摂取する悪循環を繰り返します。糖尿病腎症の食事では，血糖コントロールを重視し，指示カロリーを

守ることが基本となります。

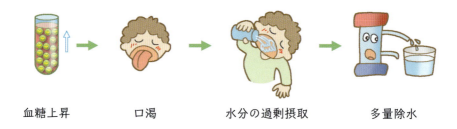

血糖上昇　　口渇　　水分の過剰摂取　　多量除水

4. 適度な運動

インスリン抵抗性の改善，血糖コントロール，肥満防止のためにも適度な運動を行います。

5. 適切な薬物療法

食事療法や運動療法を行っても，血糖コントロールが困難な場合，インスリン注射や経口血糖降下剤などの薬物療法が行われます。指示された種類・量・時間を守り，正確に使用することが必要になります。

6. フットケア

糖尿病腎症患者では糖尿病神経障害の影響で，足趾の変形を起こしやすく，胼胝（たこ）や潰瘍ができやすくなります。また，下肢知覚鈍麻で，下肢に異常があっても気づかず発見が遅れてしまうことがあります。さらに，末梢動脈性疾患の影響で血行障害が起こり，創傷が治癒しにくく，悪化しやすくなります。抵抗力の低下に伴い，感染も起こしやすくなります。さまざまな要因が重なり，潰瘍や壊疽を起こし，足の切断に至る場合があります。毎日の足の観察や手入れが必要となります。

1）足の障害の種類

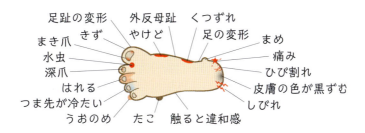

(1) 定期的に足の観察を行う（足の障害の種類は上記参照）
(2) 毎日きれいに洗い，清潔を保つ（足趾間も忘れずに洗う）
(3) 足が乾燥する時は保湿性のあるクリームを使用する
(4) 深爪をしないよう，真っすぐに切り，ヤスリで手入れをする
(5) 巻き爪や爪の肥厚がある場合は早期に専門医に受診する
(6) 素足やサンダルはやめる
(7) 蒸れを防ぐ
(8) 靴下で足を保護し，清潔を保つため毎日交換する
(9) 靴下はつま先に縫い目がなく，弾力性に優れ，しめつけが強くないものを選ぶ（傷による出血や浸出液の発見のため，白や淡い色の靴下がよい）
(10) 靴は足の形に合ったものを選ぶ（内側がソフトな素材でつま先に縫い目がないもの，夕方に選ぶほうがよい）
(11) 靴を履く時は，靴の中に異物の混入がないか確認する
(12) 火傷に注意する（入浴時は湯の温度を確認する。湯たんぽ，電気あんか，カイロ，こたつなど直接皮膚に接して使用しない）
● 足の感覚が鈍くなっているため，低温でも火傷をする可能性がある
(13) 胼胝（たこ）鶏眼（うおのめ）は無理にとらず，自己で処置しない
(14) 足に傷などの異常を発見したら，早期に受診する

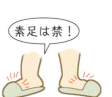
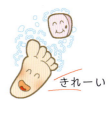
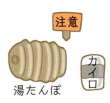

（15）足の異常がある時は，歩行や運動などによる足への負担を避ける
（16）白癬症がある時は，抗真菌薬を使用する
（17）足浴やバブ浴（炭酸ガス入浴剤）を行い，血行を促進する

7．口腔ケア

　血糖コントロールと十分な口腔ケアで，口腔内の清潔を保ち，感染症を予防します。ブラッシング・義歯の手入れ・歯科医の定期受診による歯石除去などが必要となります。抜歯時は感染や出血する可能性があるため，透析担当医に相談する必要があります。

8．定期受診

　血糖コントロールや血圧コントロール・合併症の予防・治療の意味から，透析担当医だけでなく，糖尿病や循環器，眼科や歯科など専門医に受診が必要な場合があります。勝手に中断しないよう，定期的に受診する必要があります。

17 心の問題と対応

　医師から，透析が必要だと告げられたとき，患者は立っていられないような衝撃を受けたり，何をどうしてよいのかわからない気持ちになるといいます。説明を受け理解できても，気持ちのレベルで受け止めることは容易ではありません。患者は心の安定を図るために様々な防衛反応を示します。病気や透析とうまく付き合って行こうという，前向きな気持ちになれるまでには長い時間を要します。

　私たち医療者は，患者が自分の心の状態を理解し，乗り越えていけるようにケアをし，サポートする役割があります。しかしさまざまな反応を示す患者にどのような対応をすればよいかわからず，医療者自身もストレスを感じることがあります。多くの人に共通しておこる，病気や治療を受け入れるまでの心理的変化を捉えておくことで，患者へのより良いケアにつなげることができます。

透析患者の悲嘆のプロセス

　透析患者の悲嘆のプロセスには，以下のような段階があります。これらの段階は順序通りに進むのではなく，行ったり戻ったり，繰り返したりします。また，ある段階でとどまってしまうこともあり，個人差があります。これらの心理過程は，誰にでも共通する正常な反応なので自然なこととして受け止めましょう。

1. 精神的打撃・衝撃・ショックと麻痺状態		・透析導入を告知され大変な衝撃，ショックを受け，現実感覚が麻痺した状態になる。危機介入が必要な場合もある
2. 否認		・「まさか自分が」「そんなはずはない」などと否認する 透析が必要な段階ではないと事実を拒否する ・否認は健康な人々の当たり前の不安の防衛手段であるため，背後にある感情などを暴露せず否認を尊重する
3. 取り引き		・「他に良い治療法はないか」など，透析しなくても良い方法を探り出そうとする ・いろいろな治療法と取引をする心理
4. パニック		・逃げられない事実に直面し極度のパニックに陥る。この状態を放置するのは危険であり危機介入が必要である
5. 怒りと不当感		・「なぜ自分だけが？」と強い怒りを感じる。「○○のせいでこうなった」などと怒りの対象は医療者や家族に向けられることが多い ・怒りの表出が妨げられると自分自身に向けられうつ状態へ発展していく
6. 敵意，恨み，攻撃		・怒りより一歩進んで周囲の人々に敵意・恨み・攻撃的態度を示す場合もある ・腎不全－透析になった責任がそれまで自分を世話してきた全ての人にあるかのように思う
7. 罪悪感		・外に向かっていた感情が少しずつ自分に向けられ始める。「あの時あんなことをしなければ良かった」など後悔の感情に悩まされる ・罪悪感は怒りに次ぐ悲嘆を代表する感情である
8. 孤独感・抑うつ		・病気を認めざるを得なくなると，深い孤独感や抑うつになる ・情緒が不安定になるが，健全な悲嘆のプロセスの一部
9. あきらめ（受容）		・自分の置かれた状況をみつめ現実に直面しようとする ・透析患者である自分を受け入れようとする
10. 新しい希望，笑いやユーモアの復活		・長い悲嘆のプロセスの苦しい体験の後に得られた心境である ・忘れていたほほ笑みがもどり，気持ちに余裕がでてくる
11. 立ち直り，患者としての新しい役割の獲得		・健康であった以前の自分に戻るのではなく，苦悩に満ちた悲嘆のプロセスを経て透析患者として新しい自分を見つける

＊「対象喪失と喪の仕事」に透析患者の反応などを加えて作成

透析患者にみられる精神症状

透析患者にみられる精神症状に抑うつ症状，不安神経症，せん妄，認知症などがあります。原因には，腎不全や透析による器質的因子と心理・社会的因子などが考えられます。

各症状の原因とアセスメント

抑うつ症状	過度の継続するストレスやショックな出来事など大きな負荷が心にかかった場合に生じやすい。抑うつ気分，興味や喜びの喪失，精神運動制止または焦燥，集中力低下，睡眠障害，食欲減退をはじめとする，自律神経失調症状や筋緊張症状など身体症状を伴うことが多い
不安神経症	不定の何らかの危険が迫っているが自分はそれに対処できないという認知に対応する反応である。自律神経機能の変化などを介して動悸，頻脈，胸痛，吐き気，発汗，めまい，呼吸困難などの症状がみられる
せん妄	せん妄は意識障害の一つのタイプであり，脳の機能障害によって生じる急性，可逆性の精神症状である。透析患者のせん妄は，高齢の維持透析患者に何らかの身体疾患が併発した場合や薬物の蓄積などによって強まり生じることが多い。症状では，興奮，焦燥，幻覚，妄想，治療拒否，不眠，昼夜逆転などがみられる
認知症	認知症は後天的で不可逆性の知能の低下である。症状は中核症状と周辺症状に分けられる。中核症状には，記憶障害および思考・判断力の低下がみられる。一方の周辺症状は，中核症状によって生じる生活上の困難さの中で感じる不安や焦燥感，ストレスなどの心理的負荷とともに，介護者などとの関係性によって生じる抑うつや幻覚，徘徊，攻撃性などであり，認知症に共通した症状ではない

透析患者の心の問題への対応

透析治療を受けざるを得ないという危機に直面した患者の心の状態を理解した上で，さまざまな対応方法を知っておくと，より良いサポートに繋がります。

1. アギュララとメズィックの危機モデル

危機介入への問題解決アプローチでは，ストレスの多い出来事が発生した時に3つのバランス保持要因［現実的な知覚・対処規制・社会的支持］の有無によって危機を回避できるかどうか決まるとされています。

(1) 現実的な知覚

患者が出来事をどのように知覚しているか，患者にとってどのような意味をもつのか，将来に及ぼす影響はどうなのか，ゆがめず正しく受け止めているか，感情を表現し，できごとに対する自分の受け止め方を整理できるよう支援します。

現実的な知覚ができれば，心に余裕ができ，徐々に病気や病状，治療，療養の仕方について理解し折り合いをつけることができるようになります。現実が正しく知覚されないと，現実と感情の間にさまざまな葛藤が生じ，ストレスが継続します。

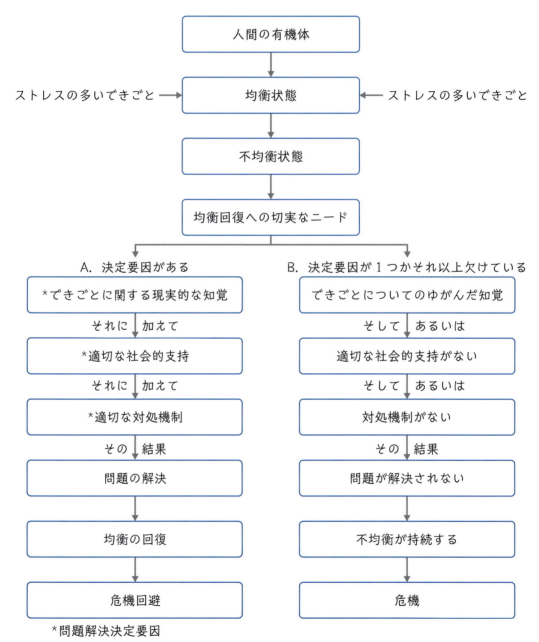

ストレスの多いできごとにおける問題解決決定要因の影響
ドナ C. アギュララ著（2004）危機介入の理論と実際，19-32，川島書店

(2) 対処機制

　ストレスが生じたときに人がとる対処方法には，問題を解決する対処法と情動を調整する対処法の二つがあります。問題解決の対処法は，情報を収集する，問題を明確化する，良い解決法はないか考える，新しい考え方をしてみる，行動計画を立てる，最悪の事態に備えるなどがあります。

　情動を調整する対処方法は，誰かに話してわかってもらう，良い方向に考える，悪く考えないようにする，深刻に考えないようにする，など苦痛な感情を調節するためにとる方策です。

　誰でもストレスが降りかかった時には，その人のやり方で対処しています。患者が習慣的にどのような対処方法をとっていたかを知ることにより，それを使って役立てたり，新しい対処方法を見いだすことができます。また過去にどのような困難な出来事を乗り越えてきたかを確認することで，解決法のヒントを得ることができます。

- ストレス解消のため，気分転換に，旅行，運動，趣味，リラックス法に呼吸法，筋弛緩法，音楽療法，アロマテラピー，自律訓練法などがある。

(3) 社会的支持

　信頼できる人をもつことは，気持ちの理解，価値観の再構築，問題解決の助言やサポートを得るために重要です。それによってストレスに耐えたり，問題解決の力を高めることができます。一人で悩まず助けになる家族や友人，職場や近所の人に協力を求めることで解決できることがあると知り，行動できるよう支援します。特に一人暮らしや高齢者世帯の患者は，ソーシャルワーカーなどに相談して，積極的に社会資源の活用を勧めます。

2．感情を表現し情緒の安定をはかる

　病気や治療に対する不安，怒りや悲しみの感情は抑圧しないで，家族や友人，医療者など，理解してくれる人に話を聴いてもらうように勧めましょう。悲しみの感情は押さえないで十分に悲しむことが必要です。言わずにいられないことを十分に話してもらい，批判したり意見をしたりせず患者の思いをそのまま聴くようにことが大切です。怒りや悲しみの感情を表現するには，大声を出す，枕など投げたり叩いたりするなど，感情の解放を図る方法があります。

　患者が言いたいことを言わずに，抑圧すると，気持ちが内向し，怒りやうつの状態が長く続き，気持ちの立て直しが遅れたり，身体症状として表現されることがあります。同じ体験をしている人と気持ちを分かち合うことは心を和ませてくれます。患者には感情の解放と和ませるための手段が必要です。

3. 自分でコントロールし自身を高める

　体調が悪い時や気力が湧かない時などは，誰かに頼って助けてもらったり，支えてもらうことも大切です。しかし他の人に依存し続けると，自分のコントロール感がなくなり，自信を失いがちになります。気力が出てきたら自分でできることは徐々に行い，自分でコントロールしていくことにより自信を得ることができます。

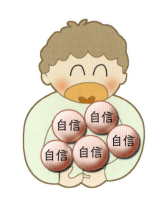

　患者の心が病気に関心をもち始めたらセルフケアの学習を始めましょう。達成可能な目標を立て，ステップを小刻みにすると進めやすくなります。小さなことでも自分にある力やできるようになったことなどプラスの変化を見つけ，認めるようにしましょう。食事や水分管理についても，家族の協力を得て，実生活の中で徐々に自分の目安をつかめるようにしておいてもらうことが大切です。

4. 新しい自分を構築する

　患者は，これまでの自分に対するイメージ（身体，能力，役割，価値観，信念，理想など）が変わり，自分に対する見方が否定的になりがちです。患者は，現実を認め新しく自分のイメージや価値観を作り替え，生活を再編成していく必要があります。その一つとしてナラティブがあります。ナラティブとは自分の経験（自分史）を語り，自分を理解してくれる人に聴いてもらう方法です。患者自身にある力や資源，社会資源を活用できるように支援しましょう。

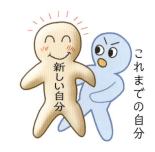

5. 意思決定支援

　末期腎不全で透析導入を考える時期は，医師や看護師が患者と家族に腎代替療法の情報提供を行います。血液透析，腹膜透析，在宅血液透析，腎移植の4つの選択肢のメリットデメリットを理解できるように説明し，患者が自身の生活状況などに結びつけて意思決定できるように支援します。治療しながら，その後の生活がイメージできるよう，具体的にわかりやすく説明することが大切です。高齢者や終末期の患者では，透析の見合わせを希望される場合もあります。維持血液透析の開始と見合わせに関する意思決定プロセスの提言に沿って，患者家族，医師，看護師，その他多職種で方針を決定する方法があります。

6. 専門家に相談する

さまざまな対応を行っても効果がみられず悲嘆のプロセスが長引いたり，どうしても前向きになれない患者もいます。うつ状態になっている可能性もあるため専門家に相談することも大切です。気分の落ち込みが強い患者は，うつやせん妄などのアセスメントを行い，医師に相談して心療内科や精神科に受診を勧めましょう。患者の心の健康の回復や予防のために専門家の援助を受けることは大切です。

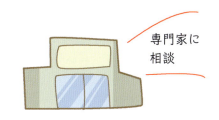
専門家に相談

透析患者の精神的諸問題に，精神科医，透析医，看護師など医療スタッフが横の繋がりを持って協力して関わっていくことをサイコネフロロジーといいます。

7. 家族へのサポート

患者の最も身近な存在であり透析治療を続けながら生きていく患者を支えてくれる家族は，患者にとって非常に大きな存在です。家族が病気を正しく知り，食事や水分管理の必要性を理解することで，必要以上に制限したり役割を取り上げたり，無理をさせることなく，患者のセルフケアを適切に支えることができます。また患者が病気受容の心理過程を踏む様子をみて，とまどい不安になる家族も多いでしょう。これらの各段階は，順序良く進むのではなく，行ったり戻ったり，繰り返したりします。これは，誰にでも起こる自然な反応です。家族には，見守ることが患者を支える大切な対応だと理解してもらいましょう。

患者の健康問題が家族に大きな影響を及ぼすことがあります。治療を受ける患者を見守る家族も患者と同様にとまどい不安を感じます。一人で悩まず同じ立場の人や医療者に相談するよう勧めましょう。他の家族と話をする場を設定したり，家族が身近に家族をサポートしてくれる人をみつけられるように支援しましょう。家族へのサポートは，家族の持つ健康を守る機能を高めるためのサポートになります。

医療者の心のケア

血液透析患者は，週3回の通院と1回4～5時間に及び拘束される生活を繰り返しています。また，合併症や透析歴（加齢も含む）などからADLの低下，家庭や社会の中の役割の喪失など，現実に直面しています。

患者はいろいろな感情を持ちながら，自分なりに折り合いをつけ，触れたくない感情を心の底に押しこめコントロールしていることも少なくありません。しかし，何かのきっかけで，患者の感情が表出し医療者に向けられることがあります。向けられた医療者は急な

出来事に，事実を確認しないまま事実に蓋をして，「自分が悪かったのだろうか」と自己を責めたり，「難しい患者」とレッテルを貼ったりして，患者との関係の継続が難しくなることがあります。また，医療者も問題を解決しないままやり過ごすことを重ねると，心理的負担は強くなり意欲の低下に繋がります。

1. 転移・逆転移

　転移とは患者が対応した医療者に抱く感情です。患者が自分の過去の経験をもとに医療者に感情を表現しています。例えば，若い医療スタッフを自分の孫のようにかわいがり必要以上に世話をするなどです。逆転移とは，医療者が患者に対し抱く感情です。例えば，患者と水分管理について話し合ったにもかかわらず結果がでない場合，嫌な患者と陰性感情が生まれてしまうなどです。透析患者と医療者は，絶え間なく心理的交流がなされています。

2. 患者―医療者関係

　医療者が患者に巻き込まれた関係においては，患者は医療者を重要他者とし信頼をおいているため，距離が短くなっています。その結果，患者の自立を妨げています。透析患者に接する際の心構え，気持ちを理解し揺れる自分に気づいた時には振り返ってみましょう。

「透析患者に接する際の心構え，気持ち」

① 治療的コミュニケーション技法を活用し，よく患者の気持ちを聴く
② 患者との関係は治療的関係で，信頼関係を構築する
③ 患者を一人の「病める人」とみる
④ 気持ちをくみ取り共感的な理解を示す
⑤ 誠実さ，表裏ない一貫した態度で接する
⑥ 患者に代わって解決しない
⑦ 患者の問題を一人で抱えず，スタッフ全員で関わる
⑧ カンファレンスなど情報共有する
⑨ それぞれの専門性を尊重して，医療チームで関わる
⑩ 転移と逆転移の問題が起こることを知っておく

岡山ミサ子編著：透析室の新人スタッフ指導術，p.238, メディカ出版, 2009.

3. 医療者のストレス対処

　医療者は患者に毎日，安全に十分に安楽な透析を提供するために穿刺，透析操作，セルフケア支援，患者とのかかわり，スタッフ間の人間関係など，様々なことに気を配り，ストレスが生じやすい状態といえます。ストレスが強いと身体的に緊張し，自律神経が失調し，生理的なバランスが崩れ，腹痛や頭痛，めまいなどの症状が出現しやすくなります。

緊張やストレスはすべて悪いものではありませんが，過度にならないよう，程よい状態を保つことが大切です。

ストレスへの対処には，現状のストレスコーピングを振り返る，リラクセーション，認知行動療法を実施してみるなど自分にあった方法で対処することが望まれます。

18 患者・家族への日常生活上の指導

セルフケア支援

　慢性腎不全までの経過は自覚症状が乏しく，知らず知らずのうちに進行し，その進行は不可逆的です。患者は医師から透析の必要性についてインフォームドコンセントを受けた時から，説明には理解できても治療に対しての不安や透析を生活に取り入れながらの生活が想像できないなど，気持ちの上で受け止めることができない状況になります。医療者は，患者の心理的過程に沿ってかかわり，患者が病気や透析を受け入れ，自己管理に取り組めるように，専門的な立場から支援する必要があります。患者を十分に理解し，患者に必要な知識・技術を指導し，患者が主体的に健康管理や日常生活が送れるよう，患者の成長を助けることが大切です。

　また，患者は，長い透析生活の中で様々な身体，心理，社会的な状況の変化に伴いながら，その時々に適応しようとする過程を繰り返しています。患者はその過程の中で，良好な"セルフケア"が継続してできるわけではありません。医療者は患者のライフサイクルやライフスタイルなど理解しながら，セルフケア支援を継続していく必要があります。医療者は，患者の思いや認識を確認しながら適切にアセスメントし，"セルフケア"を阻んでいるもの要因は何なのか，解決に向けてどうしたらよいかを共に考え，患者の実践を見守り患者が少しずつ変化できるよう支援します。

　高齢者は，成人患者と異なり，一人で多種の合併症を持っている，認知機能・識字能力・視聴覚機能が低下している，役割や生きがい喪失から依存的であるなど，抱えている要因も複雑です。そのため，"セルフケア"を患者個人で実践することが困難となり，家族や訪問看護師，ヘルパー，ケアマネジャー，施設のスタッフなど患者を支える人々の協力が必要となります。また，患者に代わって，食事管理や服薬管理，バスキュラーアクセス管理など，患者に必要な自己管理の指導を受け，患者と共に実践したり，家族が実践したりすることも多くなり負担が増します。医療者は，社会資源をうまく活用し，多種職と連携し協働しながらチームで，患者や家族が行う"セルフケア"を支援していくことが望ましいと考えます。

日常生活上の注意

1. 適切な透析

日頃からバランスのよい食事をとり，活動的な生活をし，十分で安全・安楽な透析を行うことが大切です。透析を十分にするための条件・安全にするための条件を守りましょう。無理な透析は，透析中に血圧下降をひきおこし，十分で安全な透析ができにくくなるだけでなく，苦痛をもたらします。安楽な透析を受けるためにも，特に，水分・塩分管理が大切です。

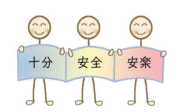

指導のポイント

(1) 腎臓のはたらきと腎不全の症状を透析導入前の自覚症状を聞きながら説明すると，知識と結びつけて理解しやすくなります

(2) 透析は週3回・1回4～5時間の治療であり，腎臓のはたらきのすべてを代行できるわけではないことを説明し，治療の必要性を理解してもらう

2. 適切な食事（p.57参照）

透析では，腎臓の働きすべては代行できません。そのため，食事による調整が大切になります。水分，塩分，カリウムをうまく管理し，バランスのよい食事をとるように指導します。長期に透析を行っていく上では，高脂血症やカルシウム代謝異常の予防が大切になります。熱量やリンを多く含む食品のとりすぎには注意が必要です。

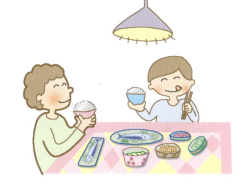

指導のポイント

(1) 腎不全の病態やどのような合併症があるか確認しながら，食事療法の重要性について理解を深めていきます

(2) バランスよくしっかり食べて，十分な透析を行うことが大切です

(3) エネルギー管理では，栄養評価の指標などの観察のポイントを利用します。高齢者では，身体機能の特徴から低栄養に注意する必要があります

(4) 食事は生理的欲求だけでなく，長年の食習慣も影響します。そのため，食事管理時はストレスや不満感が生じやすく医療者の指導の仕方で追い詰められた気持ちになることがあることがあります

3. 適切な運動 (p.154 参照)

　適切な運動は，透析や食事とともに大切です。1日中寝ていると，体全体の働きが落ちてしまいます。筋力の衰えを回復させるには，数倍の時間と努力が必要です。また，運動をすると，代謝が助けられ体調がよくなります。

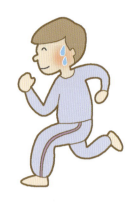

　活動的な生活を送るには，十分体力が必要です。高齢者ではADLを維持していくためにも運動が大切です。医師の許可を得た上で，体操や30分～40分の歩行（散歩や買い物）を，週の3～4回を目安に休息を取り入れながら，体調に合わせて行うよう指導しましょう。

指導のポイント
(1) 日常生活の上で患者ができる運動を工夫することで継続につながります
(2) 患者にあった運動の種類，程度など，専門家に相談しながら決めていくことが大切です

4. 十分な睡眠・リラックスできる休息

　日常生活の中に週3回の透析を受けながら，生活リズムをとるために無理をしがちです。仕事や家事と透析生活の中に，十分な睡眠とリラックスできる休息とり入れることが大切です。

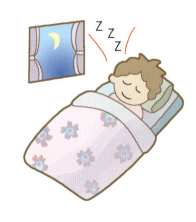

　透析患者の中には心の変化やかゆみなどで十分な睡眠の質と量をとることができず不眠になる人もいます。悩みを話せる場づくりをしたり，苦痛な合併症の治療を行うことで不眠の軽減を図ります。改善が難しい場合やうつ傾向などがある場合は主治医と相談し，専門家の受診を勧める必要があります。リラックスできる休息では，趣味や旅行，友人や家族との語らい，音楽，マッサージ，昼寝などの患者自身が安らぎを見つけ，作れるようにしていくことが大切です。

指導のポイント
(1) 患者に睡眠の状態（時間，中途覚醒の有無など），1日の中でリラックスできる場があるかなど確認し，アセスメントすることが大切です

5. 自宅での脈拍・血圧・体重測定と観察

　脈拍・血圧・体重は身体の体調をみるための大切な指標となります。脈拍・血圧は通常1日に1回，降圧剤を服用していれば1日2～3回，一定時間に測定し，体重は1日1回，自己管理ノートに記入していきます。自己管理ノートへの記入は，患者が自分の体の状況を知ることに役立ちだけでなく，よりよい状況にしていこうという意識を高めることにもつながります。医療者が体の状態を把握する際にも参考になります。

自宅での脈拍測定
測定部位
（1）橈骨動脈（手首の親指側）　（2）上腕動脈（肘の内側）　（3）足背動脈（足の甲）

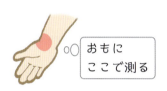 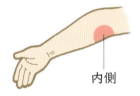 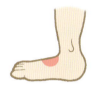

測定方法の指導
　（1）人差し指・中指・薬指の3本の指を血管にそって，立てるように当てる
　（2）原則として脈拍は1分間測る
　● 自宅では自動血圧計で測定できる

測定時の注意
　（1）運動後，食後の脈拍は増加する。安静時に測定する
　（2）親指で測ると親指の脈と重なり，正確に測ることができない
　（3）脈拍が不規則な場合，正確に1分間の脈拍数と不規則な脈が何回あったかを記録する
　（4）脈に異常がある人や，動悸，胸苦しいなどの症状がある場合は測定する
　● いつもの脈拍に比べて多すぎる時，少なすぎる時，脈が乱れている時は，病院に連絡するように伝えておく

自宅での血圧測定

血圧測定の指導

家庭血圧の測定方法，実践を交えながら教えましょう
（電子血圧計　上腕巻きつけ型）

(1) 測る5分前は安静にする。または深呼吸をする
(2) 測る時の体位は一定にする。一般に座って測る
(3) カフの位置は心臓と同じ高さにする
　　・心臓より高くすると，収縮期血圧が下がり，低くすると上がる
(4) 測る方の腕を衣服でしめつけない
　　・しめつけると実際より値が低く出る
(5) マンシェットが腕の内側に来るように巻く
　　・上腕の内側動脈の血管をしめつけるようにする
　　○実際に血管の位置やマンシェットを付ける位置を教える
(6) マンシェットは指が2本入る程度に巻く
(7) マンシェットの印の部分を脈の触れるところ（肘の内側）に当てる
(8) 加圧設定は，いつもの血圧より20〜30 mmHg高く設定する
　　・加圧設定のない血圧計もある
(9) スイッチを押す
(10) 血圧の値を読んで記録する
　　・値の1回目は高く出やすいため2回測定する

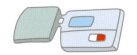
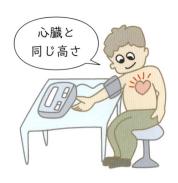
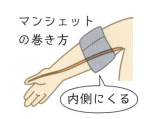

測定時に注意すること

(1) シャント側の腕で測らない
(2) 静かで適当な室温の環境で測る
　　冬季に暖房のない部屋での測定は血圧を上昇させるので注意する
(3) マンシェットは長い間しめつけ過ぎない
(4) 毎回同一体位で測る
(5) 安静時に測る。食後，運動後は避ける
(6) 測定する時間を決めておき，1日1回は測定する
　　血圧の薬を飲んでいる人は，1日2〜3回は測る
(7) 血圧の値が異常な場合は，看護師に知らせるように指導しておく

（血圧が○○以上なら，または○○以下なら知らせるように）など具体的に指導しておく
（8）電子血圧計は定期的に点検する

血圧計の種類と選択

　水銀血圧計：値は正確だが操作は難しい
　電子血圧計：電子血圧計には，いろいろな種類がある
　　　　　　・上腕カフ血圧計：ほぼ正確に測定できる
　　　　　　　（上腕巻きつけ型・アームインタイプ・
　　　　　　　音声付血圧計など）
　　　　　　・手首用
　　　　　　　使用はしやすいが，動脈圧迫が困難な場
　　　　　　　合不正確になることが多い
　　　　　　・指用
　　　　　　　測定値が不正確

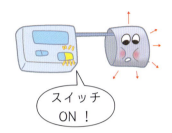

- 患者指導の際は，上腕カフ血圧計を使用するように指導する
- 視覚障害のある方には音声付の血圧計もあります

自宅での体重測定

体重測定の指導と注意
（1）体重計は水平で固い床の上に置く（じゅうたん，畳の上は避ける）
（2）測定時間を一定にし，1日1回測定する
（3）体重測定の時は，身に着けるものを同じにする
（4）履き物は脱いで体重計に乗る
（5）体が壁に触れたり，物を持ったりしないようにする
（6）数値を読む，見えにくい人はメガネをかけるか，家族など他の人に見てもらう

記録のポイント
（1）自己管理ノートにはその日の体調や内服の有無，検査データーなどを記入することで，自分の状態を知ることになり，また医療者との連絡に使用するができる
（2）継続して記録できるように，医療者は患者と相談しながら，その人の生活にあった記録の方法を見つけていくことが大切
（3）患者は，医療者が記録を確認することで，関心を寄せていることに気づくことができる。それらは，患者の意識づけ，継続につながる

6. バスキュラーアクセスの管理（p.48 参照）

　バスキュラーアクセスは，透析に欠くことのできない大切なものです。1日3回，特に朝は聴診器で血流音を聴いて，異常がないか確かめます。日常，「閉塞・狭窄」「感染」「出血」の予防に努める必要があります。

指導のポイント
(1) 患者と一緒にバスキュラーアクセスの特徴や音など観察のポイントを確認する
(2) バスキュラーアクセスを長持ちさせるために，閉塞・狭窄，感染，出血の徴候，予防，対処方法を知り，異常時には連絡するように伝える
(3) 患者自身が，音を聴取するのが難しい場合は家族に指導する

7. 正しい薬の服用（p.143 参照）

　透析患者の薬物療法は，喪失した腎機能を補い，透析中および長期透析の合併症の予防や治療を目的としています。薬の特徴（用途，作用，副作用，注意事項など）を理解しておく必要があります。指示された，用量，用法を守っていくことが大切です。

指導のポイント
(1) 高齢者は，理解力・視力・聴力などの低下により，自己管理が難しくなる。家族や支援してくれる人にも服薬管理の指導を行う
(2) 患者が服用している薬の特徴を知り，服薬管理が難しい時は，薬の形状，一包化，薬袋の形状や色の工夫，薬カレンダーの利用，与薬方法の工夫などを行う

8. 感染の予防（p.130 参照）

　腎不全の患者は，抵抗力が低下しているため，感染しやすく，感染すると治りにくく敗血症など重篤な状態に陥る可能性があります。シャント感染や肺炎，肝炎，インフルエンザなどの感染症に注意が必要です。感染を予防するために日常，体を清潔にする，手洗いやうがいの励行，規則正しい生活，バラ 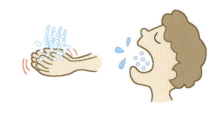 ンスのとれた食事，適切な運動，バスキュラーアクセス管理（感染予防），などを指導する必要があります。またワクチンなど予防接種なども大切です。

9. 排便の調節

　透析患者は，水分の制限，薬の副作用などで便秘になりやすくなります。便秘をすると，尿毒素，カリウム，水などがでにくく，食欲も落ちていきます。便通をよくすには，適度な運動，食物繊維をとるなどの食事管理，腹部マッサージなどが効果的です。便秘がひど

く続く時は，医師に相談し下剤などの処方してもらうことも必要になってきます。

10．旅行

透析のない日を利用して小旅行をしたり，旅行先の病院で透析を受けながら旅を楽しむこともできます。現地で透析を受ける場合，透析の予約と紹介状が必要です。

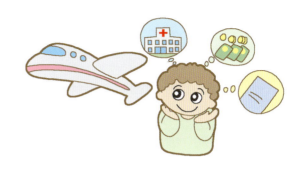

海外旅行を希望される場合，病院を探す，透析の予約（透析スケジュール，費用，病院への道順，受付手続き），紹介状の送付などの手続きを要します。ツアー利用時は，旅行会社に相談することを勧めます。旅行に関しては，事前に病院に相談するように説明します。

指導のポイント
　(1) 旅行の目的，場所，日程，透析スケジュールなどを確認することが必要で必ず医療者に報告するように指導する

11．性生活

性生活については，特別な合併症がなければ差し支えありません。性欲低下やインポテンツを訴える人がありますが，体調がよくなり気力が充実すれば改善することもあります。

男性ではバイアグラの内服希望，女性では妊娠など，性生活の悩みや問題については医師へ相談するよう指導します。

12．緊急時の連絡

異常の早期発見

次のようないつもと違う症状がある時は，早めに病院へ連絡をするように伝えます。

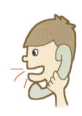

- 発熱時
- いつもの血圧より高い，低い
- 高カリウム血症の症状があるとき（口唇などのしびれ，動悸，徐脈，不整脈）
- バスキュラーアクセスが閉塞・狭窄，感染，出血した時
- 消化器症状があるとき（嘔気，嘔吐，便が黒い，吐いた物が黒い，腹痛）
- 脳血管障害の症状（意識障害，舌がもつれる，手足に力が入らない頭痛）
- 心臓の症状があるとき（呼吸困難，不整脈）
- その他（外傷，転倒し痛みやはれがある）

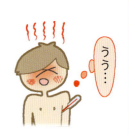

緊急時の連絡方法

(1) 自宅の電話のそばに病院の電話番号をおき，病院にかける時は透析施設，部署，透析曜日，透析時間，状態のいつ，どこが，どのようになのかを指導する

(2) 緊急性がない場合は，自己管理のノートや連絡ノートに記入して医療者に伝えるようにする

災害時の注意と指導（p.112 参照）

自宅で被災した場合，固定電話・携帯電話などが不通となることが考えられます。災害伝言ダイヤル117などの活用方法などを伝え，練習しておくように指導しておく必要があります。震災後いつ，どこで透析を受けれるのかの情報収集の方法など，あらかじめ患者・家族と共有しておく必要があります。透析していることがわかる災害個人カードを携帯したり，薬などすぐに持ち出せるようにしておくことも指導しておくことも大切です。

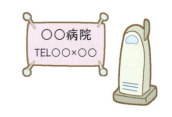

家族への支援

家族の中で一人が病気になると家族全体に影響してきます。絵のようにモビールの一つの人形に手を触れると，揺れは次々と全体に広がります。家族も相互に影響し合っているので，一部で生じていることは家族全体に影響が連

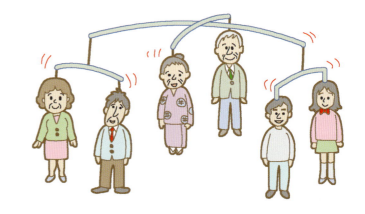

鎖します。つまり，病と共に生きる患者の家族の支援が必要です。

1. 患者の病状・治療を家族と共有しよう

家族が患者の病気の経過，病気の症状や合併症，治療内容を医療者から情報を得ることは，患者の異常の早期発見・早期治療にとって大切です。医療者は定期的に家族面談や電話，連絡ノートで患者の病状や検査結果などを情報提供して，反対に家族から患者の家庭での情報をもらい，お互いに情報共有をしていきます。情報を共有することで，同じ方向で患者のケアができ，家族の精神的負担や不安の軽減につながります。

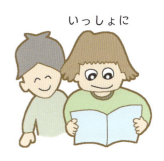

2. 患者・家族の共に自己管理に気をつける

患者・家族が日常生活で気をつけること，食事・服薬管理・シャント管理などです。医師・看護師・栄養士・薬剤師などから指導を受けることで，家庭で無理なく生活の中で続けることができます。自己管理することは患者にとって負担やストレスになっている場合があります。家族に対して，制限ばかり強調しすぎないよう，あせらず，無理せず，自然体で生活することがうまく継続するコツであることを指導します。

3. 家族のストレスと対処

患者は合併症・将来への不安や生活・仕事の問題など不安や戸惑いがあります。患者の不安やとまどいが家族に影響を与えます。患者に変化が起こったら，家族への支援が必要と考え，早めに家族へ介入しましょう。

家族は患者の病状への心配，患者の寿命に対する不安，発病に対する自責の念，合併症の伴う介護の負担，水分・食事管理に対する重責，経済的な不安，家庭生活の変化に

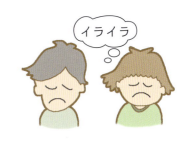

対する不安，患者の送迎に対する負担など，大きなストレスになります。ストレスが続くと，体と心のバランスを崩してしまいます。一人で悩まずに，医療者に相談できるよう日頃から家族との連絡を密にして，定期的に連絡をとりあいましょう。

4. 人的資源・社会資源を活用しよう

医療費や通院・日常生活の介護問題は家族の負担が多くなります。資源には人的資源や社会資源があります。各家族員の健康状態や時間的余裕，理解力，介護の技術，意欲など一人一人違います。一人で抱え込まずに，家族全体で話し合い，できることを支援してい

くよう説明します。家族以外の人的資源を一緒に探して，うまく活用していけるようにします。また，家族の負担を軽減するため，在宅医療や福祉サービス，送迎サービスなど，社会資源をうまく活用します。医療ソーシャルワーカーや地域のケアマネジャーに相談・連携して支援していきます。

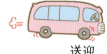
送迎

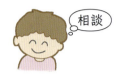
相談

5. 家族同士の交流・支え合い

同じ病気や治療をしている家族同士で，日頃抱えていた悩みや愚痴，困ったことなど，家族が自分の思いや考えを表現できるように関わることが大切です。家族同士で学び，語り合うことで，共感できる人と出会い，気持ちが軽くなり，孤立感の軽減につながります。また，家庭での自己管理の工夫や介護のコツなどを聞くことで，自己管理や介護の負担が軽減します。家族同士が語り合い学びあえる場づくりをしていきましょう。

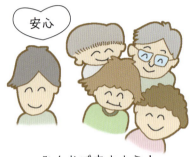
安心
みんなで支えよう！

6. 医療者とのパートナーシップをもとう

患者や家族は一方的に支援される存在でなく，健康問題に取り組む主体とし，医療者とのパートナーシップが大事になります。患者と家族・医療者が共通認識をもち，相互に対話し，支援しあいながら，健康問題を解決する役割を果たしていく関係性をパートナーシップといいます。よりよいパートナーシップを構築していくためには，おまかせ医療ではなく，主体的に気になっていることは，医療者になげかけてもらいます。医療者は様々な職種がチームで関わっているので，それぞれの立場での発言をして，共に考えていきます。

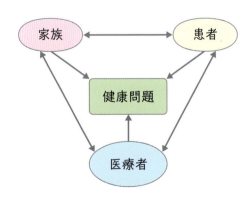

19 透析と社会保障

透析と身体障害者

1. 透析をしている人は身体障害者の仲間

　腎臓の働きが徐々に悪くなって，一定以上の腎不全状態になると，目や耳や手足の不自由な人と同じように，身体障害者福祉法に定められた身体障害者の対象となります。

　腎不全状態になった患者さんたちが，身体障害者の対象になったのは，1972（昭和47）年からです。それ以前は，"金がないから"や"高額な治療を家族に負担させるのは申し訳ない"という理由から，透析を拒否したり，自殺したりという例がみられました。そのため，当時の透析医療を語る時に必ず，〈金の切れ目が生命の切れ目〉という言葉が使われました。

　このような問題の解決を図るため，腎臓病患者さんたちの集まりである「全国腎臓病患者連絡協議会（現 全国腎臓病協議会）」や，医療従事者たちは，"腎不全患者を身体障害者に認定し，高額な治療費の軽減と社会復帰上の援助をして欲しい"と国へ何度も働きかけをしました。

　その結果，1972（昭和47）年10月から身体障害者の範囲に腎不全患者さんも加わり，身体障害者福祉法を基本に社会的保障がされるようになり，医療費の軽減や社会生活上の福祉サービスの利用ができるようになりました。

　このような経過を経て現在では，身体障害者手帳を取得すれば，医療費も公費負担制度の利用ができ，ひとまず安心して透析を受けられるようになっています。

　しかし，手帳の取得は申請主義であり，自動的に取得できるわけではなく，また必ず申請しなければいけないことでもありません。現在，多くの人たちが手帳を取得するのは，

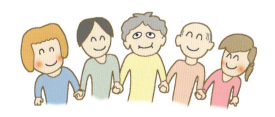

やはり透析をしながらの社会生活が，健康な人と比べて，特に経済的な面で不利な状態に陥りやすく，何とかそれを緩和しようとするからです。医療費自己負担の助成，税金の控除や手当の支給など経済生活上に役立つ制度の利用は，身体障害者手帳の取得が前提となるため，透析をしている人のほとんどが手帳を取得しているのも，このような背景があるからです。

2．身体障害者手帳

(1) 身体障害者の範囲

身体障害者とは，身体障害者の認定を受け，手帳を取得した18歳以上の人をいいます。

腎臓機能障害の等級判定は，透析療法実施前の状態で判定されます。障害の程度は，等級で表わされ，次頁の表で示すように1級，3級，4級の3段階があります。

身体障害者手帳は，透析を受けていなくても4級以上の腎不全状態にあれば該当し，取得することができます。地方自治体によっては，4級から医療費の負担を軽減できる制度を設けているところがありますので，対象範囲になったら早目に取得することが望まれます。

(2) 手帳取得の手続きについて

申請窓口：住民登録のある居住地の市区町村役場の福祉係

必要書類等

- 診断書〈腎臓機能障害者用〉：申請窓口に用紙があります。
- 申請書
- 顔写真　タテ4cm×ヨコ3cm　1枚（上半身，正面向きで脱帽のもの）
- 印鑑（不要な場合もあります）

留意事項

- 診断書は，都道府県知事の指定を受けている指定医師の記載であることが必要です。
- 手帳取得までには，申請してから1カ月ほど要します。

等級変更の手続き（再交付申請）

- 障害の程度が重くなったら，等級変更の手続きができます。
- 手続き方法は，はじめての申請の時と同じです。
- 障害程度が進むと，身体障害者の福祉サービスの利用範囲は拡大します。

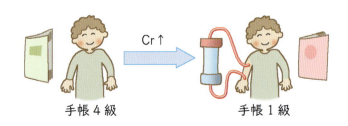

手帳4級　　Cr↑　　手帳1級

腎臓機能障害程度等級表

1. 永続性の認定
    腎臓機能障害が将来とも回復する可能性が極めて少ないもの
2. 等級の判定時期
    慢性透析療法実施前の状態で判定する
3. 程度等級の判定

基準[*1] \ 級	1級	3級	4級
① 腎機能検査	1) 内因性クレアチニンクレアランス値 10 mL/分未満 2) 血清クレアチニン濃度 8.0 mg/dL 以上[*3]	1) 10 mL/分以上 20 mL/分未満 2) 5.0 mg/dL 以上 8.0 mg/dL 未満[*2]	1) 20 mL/分以上 30 mL/分未満 2) 3.0 mg/dL 以上 5.0 mg/dL 未満[*2]
② 生活活動能力	自己の身辺の日常生活活動が著しく制限されるか、または血液浄化を目的とした治療を必要とするもの、もしくは極めて近い将来に治療が必要となるもの	家庭内での極めて温和な日常生活活動には支障はないが、それ以上の活動が著しく制限されるか、または③の所見のうちいずれか2つ以上が該当するもの	家庭内での普通の日常生活活動または社会での極めて温和な日常生活活動には支障がないが、それ以上の活動は著しく制限されるか、または③の所見のうちいずれか2つ以上が該当するもの
③ その他の所見		1) 腎不全に基づく末梢神経症 2) 腎不全に基づく消化器症状 3) 水分電解質異常 4) 腎不全に基づく精神異常 5) X線上における骨異栄養症 6) 腎性貧血 7) 代謝性アシドーシス 8) 重篤な高血圧症 9) 腎疾患に直接関連するその他の症状	

[*1] ①の腎機能検査結果があり、かつ、②または③の症状があること。
[*2] 血清クレアチニン値に替えて、eGFR（単位は mL/分/1.73m^2）が10以上20未満のときは4級、10未満のときは3級と取り扱うこともできる。
[*3] 地方自治体により、検査値に関わらず人工透析をしていれば1級に認定される場合がある。
  なお、腎移植術を行った場合は、抗免疫療法を必要とする期間中は身体障害者手帳の対象となる。

透析と医療費

　透析の費用は、保険給付の対象です。医療保険を利用する場合、1割から3割の自己負担が生じます。

　この自己負担分は、高額療養費制度のうちの「長期高額疾病の特例」や、自立支援医療（更生医療）、障害者医療費助成制度の利用によって、次頁の図のように軽減することができます。

透析の医療費助成の仕組み

【65歳未満の市町村民税額（所得割）3万3千円未満の課税世帯の場合】
1か月の外来透析の医療費を50万円とすると，

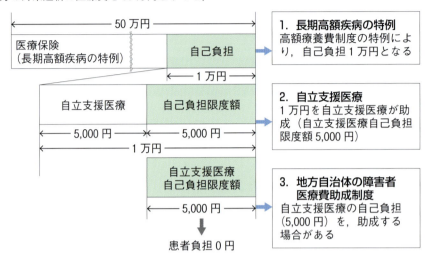

（地方自治体の障害者医療費助成制度が利用できた場合）

1. 長期高額疾病の特例

（1）長期高額疾病の特例（以下，特定疾病療養という）とは

　長期かつ高額な治療を要する病気の場合，高額療養費の窓口自己負担限度額を所得に応じて月額1万円か2万円に軽減するものです。

　現在，この対象となる病気は，人工透析を必要とする慢性腎不全，血漿分画製剤を投与している先天性血液凝固第Ⅷ因子障害又は第Ⅸ因子障害，抗ウイルス剤を投与している後天性免疫不全症候群に限られます。

- 後期高齢者医療の利用者，医療保険の本人，家族が利用することができます。
- 保険の種類を変更した場合は特定疾病療養受療証も新しい保険で作り直す必要があります。
- 身体障害者手帳所有の有無に関係なく，継続して透析を行っているという事実があれば，対象となります。
- 特定疾病療養を利用した時の1万円か2万円の自己負担は，病院別・外来別・入院別となりますので，1カ月の自己負担額が，2万円や3万円以上になる場合も生じます。

（2）手続き

申請窓口：保険ごとに窓口が異なります。
- 国民健康保険：市区町村役場国民健康保険係
- 後期高齢者医療：市区町村役場後期高齢者医療担当係

- 健康保険（協会けんぽ）：全国健康保険協会各都道府県支部
- 組合健康保険：各健康保険組合

必要書類等
- 特定疾病療養受療証申請書　・医療保険被保険者証
- 医師の診断書または意見書　・印鑑（不要な場合もあります）

留意事項
- この受療証の資格取得は，原則として申請手続きをした月の初日から有効となります。そのため，透析を始められたらすぐに手続きに行く必要があります。

2. 自立支援医療（更生医療）

(1) 自立支援医療（更生医療）とは

身体障害者が，医療を受けることで，障害を軽くし，社会生活を円滑にすることができることを目的とした医療のことを自立支援医療（更生医療）といいます。（以下，更生医療という）

障害者総合支援法に基づく国の公費負担制度で，腎臓病で透析の必要な場合や，腎移植，CAPDなどに利用できます。ただし，保険利用が優先されるため，各保険で「特定疾病療養受療証」を得ることが前提です。

- 更生医療の利用は，指定医療機関での治療・薬局での利用に限られます。
- 更生医療を利用する場合，自立支援医療受給者証，自己負担上限額管理票を病院に提示します。
- 更生医療は，世帯の所得により，一部負担金が生じる場合があります。
- 収入がある人は，一部負担金が高額となり，更生医療を利用しても軽減されない場合も生じます。
- 更生医療を利用している人が，他県の自立支援医療指定医療機関で臨時透析を行い，更生医療を利用する場合は，前もって所定の手続きをする必要があります。

(2) 手続き

申請窓口：住民登録のある居住地の市区町村役場福祉課

必要書類等
- 自立支援医療要否意見書　・申請書　・身体障害者手帳
- 印鑑（不要な場合もあります）

留意事項
- 更生医療の利用が可能となる日は，都道府県によって異なります。
- 更生医療の利用は，身体障害者手帳の取得が前提です。

3. 障害者医療費助成制度とは

　この制度は，地方自治体の単独事業であり，その名称も対象範囲もそれぞれ異なります。

　身体障害者が病院で受診した場合，保険診療で生じる医療費の自己負担金を地方自治体が助成する制度です。

　患者さんがいったん窓口で自己負担分を支払い，後日請求によって負担額が返還される都道府県や，所得制限をもうけている都道府県，事前に申請しておくことで病院の窓口で助成を受けられる都道府県などもあります。

4. 医療費の問題について

　現在透析の医療費負担は軽減されており，費用面では安心して透析が受けられます。しかし，今後ますます超高齢社会にむかうことになり，国は医療保険制度を持続していくために，医療費の大幅抑制政策に力を入れているのが現状です。

　そのため，患者さんが安心して透析を受けられるように，現在の社会情勢を知り，その中味や問題について，他人ごとではなく関心をもっていくことが，今後の医療費の問題を考える上で必要なことです。

透析と生活費

　透析療法を受けながら生活する中で，身体状態が安定しないなどの理由で仕事ができない場合があります。そのような時には収入も不安定な状態になり，経済生活に影響が出ます。生活費に困る場合の支援となる主な社会保障制度を紹介します。

1. 傷病手当金—仕事を休む場合

　健康保険制度は被用者（会社勤めをしている人）の医療保険であり，病気やけがに対する療養の給付などを行い，労働力の早期回復を図ることを目的としています。

　会社勤めをしている人（健康保険被保険者）が，療養のために仕事を休み，給料が支払われない場合は，その療養期間中の所得を保障するため，健康保険から「傷病手当金」が支給されます。

(1) 受給要件
次の4つの条件がそろった時に支給されます。
① 療養中であること
② 仕事につけないこと（労務不能）
③ 4日以上仕事を休むこと（継続した3日間の待機をおき4日以上休んだ場合に，その4日目から支給）

④ 給料（報酬）の支払いがないこと（給料が支払われても傷病手当金の額よりも少ない時はその差額を傷病手当金として支給）

(2) 支給される金額
休業1日につき標準報酬日額の 2/3 が支給されます。
- 同じ病気で障害基礎年金，障害厚生年金を受けるようになった場合又は老齢基礎年金，老齢厚生年金および退職を理由にした年金を受けられる場合は，傷病手当金は年金額分が減額されます。

(3) 支給される期間
1つの病気やけがおよび関連した病気で，傷病手当金の支給を開始した日から通算して1年6カ月間を支給限度としています。
- 腎臓病のような長期慢性疾患の場合は，過去に同一傷病で傷病手当をうけた時，「いったん治った」という立証がされない限り，通算して1年6カ月を経過した場合，再び「同一病名や関連する病気」で傷病手当をうけることはできません。

(4) 手続き
「傷病手当金請求書」に事業主の証明と医師の意見，その他の必要事項を記入し，保険者（管轄の全国健康保険協会または各健康保険組合）に提出します。

2．障害基礎年金・障害厚生年金—障害状態になった場合
　年金保険は老後の生活保障という考えが一般的ですが，年をとって老齢年金をうける前に，病気やけがのために一定の障害状態になった場合には，障害基礎年金，障害厚生年金が受けられます。
　1986（昭和61）年4月「20歳以上60歳未満のすべての国民は国民年金に加入する」ことが義務づけられました。会社勤めの人や公務員は厚生年金の加入と同時に国民年金にも加入し，全ての国民に共通する基礎年金が支給される2階建ての年金給付のしくみです。

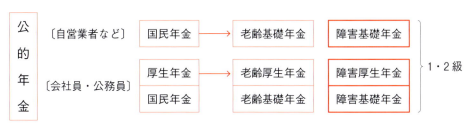

※3級は障害厚生年金のみ支給される。

(1) 受給要件

① 公的年金加入中に障害原因となった病気の初診日があること
② 初診日から1年6カ月を経過した日の状態が認定基準に該当していること
- ただし、透析開始後3カ月を経過した日が、初診日から1年6カ月以内の場合は、透析開始後3カ月の状態で判断されます。
- ②に該当しなくても、その後65歳に達する日の前日までに障害が悪化し、認定基準に該当すれば（事後重症という）、申請できます。
- 認定基準は、検査成績、透析の実施状況、日常生活状況等により定められています。

③ 初診日前に保険料納付済期間（免除期間含む）が加入期間の3分の2以上あること。又は初診日直前の1年間に保険料滞納期間がないこと（2026年3月までの経過措置）。

(2) 手続き

「年金請求書（障害年金用の様式）」に、病歴・就労状況等申立書、医師の診断書、受診状況証明書等を添えて申請します。申請窓口は初診日に加入している年金で異なります。

〈申請窓口〉
- 初診日に厚生年金保険に加入していた人・初診日が第3号被保険者期間にある人……年金事務所
- 初診日に国民年金保険に加入していた人……住所地の市区町村役場の年金課または年金事務所

- 障害年金の請求については、法の改正が何度もあり、請求する人の初診日や障害認定日により受給要件が異なるので、細かい検討が必要です。そのため、病院の医療ソーシャルワーカーか年金事務所に相談して下さい。
- 年金保険は経済的な安定を目的としている制度ですが、障害年金だけで生活を維持するのは難しいのが現状です。

3. 雇用保険（基本手当）——失業した場合

雇用保険制度は、働いている人が失業した場合に、労働者の生活の安定を図り、求職活動をしやすい状況をつくる目的で制定されました。雇用保険は一部の適用除外対象者を除き、すべての労働者を対象としています。

何らかの理由で失業した場合には、基本手当を請求する手続きをすることが必要です。
- 雇用保険でいう失業とは、「働く意思」や「労働する力」があるが仕事に就けない状態であることです。

(1) 受給要件

離職の日以前2年間（病気などの期間がある場合は最長4年間）に被保険者期間が12

カ月以上ある場合に，基本手当が支給されます。ただし，倒産・解雇等特定の要件に該当する人は異なる場合があります。

(2) 受給金額
基本手当の日額は，労働大臣が定める基本手当日額表で定められています。
- 就労及び年金収入がある人は，受給金額が調整される場合があります。

(3) 受給期間
基本手当を受給する期間は，原則として離職日の翌日から起算して1年間。

ただし，その1年の期間内に妊娠，出産，育児，傷病などの理由によりひき続き職業に就くことができない人については，その申し出により最長3年まで延長されます。

(4) 給付日数

被保険者であった期間・年齢		1年未満	1年以上 5年未満	5年以上 10年未満	10年以上 20年未満	20年以上
倒産・解雇等による離職者	30歳未満	90日	90日	120日	180日	—
	30歳以上35歳未満		120日	180日	210日	240日
	35歳以上45歳未満		150日		240日	270日
	45歳以上60歳未満		180日	240日	270日	330日
	60歳以上65歳未満		150日	180日	210日	240日
倒産・解雇等以外の事由による離職者	全年齢	90日*	90日		120日	150日
就職が困難なもの	45歳未満	150日	300日			
	45歳以上65歳未満		360日			

＊離職理由等による

(5) 手続き
住民票のある市町村を管轄する公共職業安定所に下記の書類を添えて申請します。
- 雇用保険被保険者証
- 離職票1および2
- 本人確認，住所等確認できるもの（マイナンバーカード，運転免許証等）
- 写真（タテ3cm×ヨコ2.5cm）
- 身体障害者手帳（取得者のみ）
- 預金通帳（本人名義）
- 印鑑（不要な場合もあります）

4. 生活保護
この制度は，「すべての国民が健康で文化的な最低限度の生活を営む権利を有する」という憲法第25条「生存権」の考えに基づいて制定されています。

病気や障害により仕事ができず，収入がなくなり，経済生活に困る場合があります。そ

の場合は，生活保護を利用することが検討できますが，他の制度利用を優先する，親族の扶養義務，資産の活用などを行なっても国が定めた基準以下の経済状態の場合に限り，利用することができます。

(1) 給付内容
以下の8種類の扶助があり，保護を受けようとする人の必要性と世帯構成などにより，受ける扶助が異なります。
① 生活扶助　② 教育扶助　③ 住宅扶助　④ 医療扶助
⑤ 出産扶助　⑥ 生業扶助　⑦ 葬祭扶助　⑧ 介護扶助

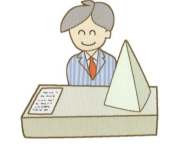

(2) 手続き方法
居住地または現在地の区役所・市役所・町村役場の「保護係」が窓口です。

● その他，低所得者のための「生活福祉資金貸付制度」もありますので，お住まいの社会福祉協議会にお尋ね下さい。

介護を必要とする透析者のための社会保障制度

　介護が必要な透析者のための社会保障制度には，介護保険制度と障害者総合支援法があり，透析者は，介護保険サービスと障害者福祉サービスの両方の対象者となる場合があります。しかし，法律適用には優先順位があり，両方の法律の対象となった場合は，原則介護保険制度が優先されます。介護保険制度に無いサービスや，介護保険の支給限度額を超えてサービスが必要な場合等に，介護保険サービスと障害者福祉サービスが両方利用できる仕組みになっています。

1．介護保険制度について
　日本は2023（令和5）年9月現在，65歳以上の人口が総人口の29.1％となりました。2012（平成24）年に超高齢社会を迎えてなお，過去最高の高齢化率を更新しています。その中で透析者も，高齢化や合併症，長期透析などで介護が必要となる場合が多くあります。透析治療は一生涯継続が必要な生命が直接関係する治療であり，要介護となれば透析者にとって死活問題にもなります。
　そのような場合に，最も利用される社会保障制度が介護保険制度です。透析者やその家族が，安心して透析治療が継続できるよう，透析担当スタッフは早めに介護保険制度の利用を支援することが重要です。

(1) 介護保険制度の概要とその仕組み

介護保険制度の概要と仕組みは以下の通りです。介護保険は，私たち一人一人が支えあう社会保険方式（国民が保険料を出し合い，必要時に保険給付される）により運営されています。

① 介護保険制度の概要

第1号被保険者		第2号被保険者
65歳以上の人	保険に加入するのは？	40歳～64歳の医療保険に加入している人
日常生活動作について，介護や支援が必要であると，要介護・要支援認定を受けた人	サービスが受けられるのは？	加齢に伴う，16の疾病＊により介護や支援が必要であると，要介護・要支援認定を受けた人

＊加齢に伴う16疾病
①回復の見込みのないがん，②関節リウマチ，③筋委縮性側索硬化症，④後縦靱帯骨化症，⑤骨折を伴う骨粗鬆症，⑥初老期における認知症，⑦進行性核上性麻痺・大脳皮質基底核変性症およびパーキンソン病，⑧脊髄小脳変性症，⑨脊柱管狭窄症，⑩早老症，⑪多系統委縮症，⑫糖尿病性神経障害・糖尿病性腎症・糖尿病性網膜症，⑬脳血管疾患，⑭閉塞性動脈硬化症，⑮慢性閉塞性肺疾患，⑯両側の膝関節又は股関節に著しい変形を伴う変形性関節症

② 介護保険制度の仕組み

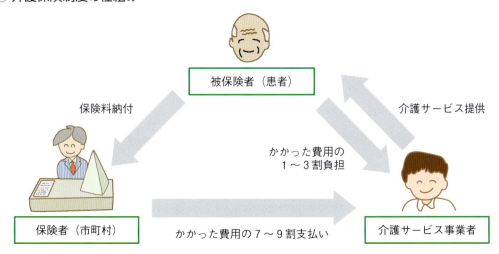

(2) 介護保険サービスを利用するには

介護保険サービスを利用するためには，大きく2つの手続きが必要です。要支援・要介護認定を受けることと介護サービス計画書（ケアプラン）の作成です。利用の流れは次の通りです。

① 介護保険サービスが受けられるまで（下図参照）

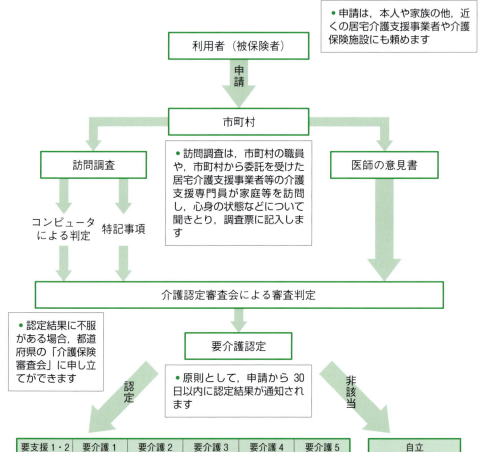

〔居宅介護支援事業者とは〕
　市町村が指定した事業者で，所属する介護支援専門員（ケアマネジャー）が介護サービス計画（ケアプラン）の作成や介護サービスを提供する事業者との連絡・調整などを行います。

〔介護支援専門員（ケアマネジャー）とは〕
　介護を必要とする人や家族の希望を聴きながら，利用者に適した介護サービス計画（ケ

アプラン）を作成し，サービス事業者との連絡調整や要介護認定申請の代行などを行います。

〔地域包括支援センターとは〕

高齢者や家族への必要な支援を行う地域の中核相談窓口。また，要支援者のケアプラン作成や，介護予防サービスを提供する事業者との連絡・調整などを行います。

② 介護保険で受けられるサービス

介護保険サービスは，自宅で受ける居宅介護サービスと施設などに入所して受ける施設サービス，その地域に住む人のみを対象とした地域密着型サービスがあります。

	予防給付（要支援者対象）サービス		介護給付（要介護者対象）サービス
居宅サービス	訪問サービス ①介護予防訪問入浴介護 ②介護予防訪問看護 ③介護予防訪問リハビリテーション ④介護予防居宅療養管理指導 通所サービス ①介護予防通所リハビリテーション 短期入所サービス ①介護予防短期入所生活介護 ②介護予防短期入所療養介護 その他のサービス ①介護予防特定施設入居者生活介護 ②介護予防福祉用具貸与 ③特定介護予防福祉用具販売 マネジメント ①介護予防支援	居宅サービス	訪問サービス ①訪問介護 ②訪問入浴介護 ③訪問看護 ④訪問リハビリテーション ⑤居宅療養管理指導 通所サービス ①通所介護 ②通所リハビリテーション 短期入所サービス ①短期入所生活介護 ②短期入所療養介護 その他のサービス ①特定施設入居者生活介護 ②福祉用具貸与 ③特定福祉用具販売 マネジメント ①居宅介護支援
	・施設サービスは利用できない	施設サービス	①介護老人福祉施設 ②介護老人保健施設 ③介護医療院 ④介護療養型医療施設
地域密着型介護予防サービス	①介護予防認知症対応型通所介護 ②介護予防小規模多機能型居宅介護 ③介護予防認知症対応型共同生活介護	地域密着型サービス	①夜間対応型訪問介護 ②定期巡回・随時対応型訪問介護看護 ③地域密着型通所介護 ④認知症対応型通所介護 ⑤小規模多機能型居宅介護 ⑥看護小規模多機能型居宅介護 ⑦認知症対応型共同生活介護 ⑧地域密着型特定施設入居者生活介護 ⑨地域密着型介護老人福祉施設 　入所者生活介護
その他	介護予防住宅改修費		住宅改修費

209

③ 費用負担
- サービスを利用した場合の利用者負担は，かかった費用の1割（一定以上所得のある人は2割または3割）です。
- 施設サービスは，1割～3割の負担に加え居住費や食事代なども必要です。世帯の所得や預貯金額によって居住費や食事代が減免される場合があります。
- 居宅サービスは，表で示すように介護度によって利用できるサービスに限度があります。限度額を超えてサービスを利用した場合は，超えた分が全額自己負担となります（ただし，利用しても限度額に含まれないサービスも一部あります）。
- 福祉用具の購入費と住宅を改修した場合の費用など，場合によって利用者が全額を先に立て替えて後から償還されるサービスがあります。
- 利用者の負担が高額にならないように利用者負担額に上限があります。
- 災害や世帯主が重い病気にかかっている場合などにより，利用者が支払い困難な場合は，利用者負担額が減免されることがあります。
- 居宅介護支援事業者に介護サービス計画書の作成を依頼した場合の費用は介護保険から全額給付されるため，利用者負担はありません。

サービス給付限度額

	認定区分	居宅サービス限度額（月額）	住宅改修費	福祉用具購入費
（軽度）	要支援1	50,320 円	要介護度に関係なく一律20万円	要介護度に関係なく1年度10万円
	要支援2	105,310 円		
	要介護1	167,650 円		
	要介護2	197,050 円		
	要介護3	270,480 円		
	要介護4	309,380 円		
（重度）	要介護5	362,170 円		

④ 介護予防・日常生活支援総合事業について

　2015（平成27）年度から要支援者の「予防給付」は大きく見直しが行われました。見直しの内容は，予防給付の中の「予防訪問介護」「予防通所介護」の2種類のみ，介護保険給付から外れ，市町村の運営する新しい「介護予防・日常生活支援総合事業」によるサービスに変わりました。具体的な運用や手続き，サービス内容は市町村によりますので，各市町村役場の介護保険の係か地域包括支援センターへ問い合わせてください。

ポイント

> 介護が必要だと思われる透析者がいたら，早めに医療ソーシャルワーカーやケアマネジャー，地域包括支援センターや市町村役場の介護保険担当を紹介しましょう

2. 障害者総合支援法

障害者のための社会保障制度として，障害者総合支援法による障害福祉サービスがあります。障害者総合支援法は，「障害者及び障害児が基本的人権を享有する個人としての尊厳にふさわしい日常生活または社会生活を営む」ことを目的として，必要な障害福祉サービスの給付，地域生活支援事業その他の支援を総合的に行うものです。

介護保険によるサービスを受けられる人は，原則介護保険サービスが優先となります。

(1) 対象者

身体障害者・知的障害者・精神障害者（発達障害者含む）・障害児・難病による障害の程度が厚生労働大臣が定める程度である人

(2) 利用できるサービス

障害福祉サービスには，利用者の障害の種類や程度，介護者などの状況などをふまえて，個別に給付される「自立支援給付」と，地方自治体が行う「地域生活支援事業」に大別されます。自立支援給付の中に，介護の支援を行う「介護給付」があります。

【自立支援給付】

介護給付
- 居宅介護（ホームヘルプ）
- 重度訪問介護
- 同行援護
- 行動援護
- 重度障害者等包括支援
- 短期入所（ショートステイ）
- 療養介護
- 生活介護
- 施設入所支援

訓練等給付
- 自立訓練
- 就労移行支援
- 就労継続支援
- 就労定着支援
- 共同生活援助（グループホーム）
- 自立生活援助

※従来のケアホームは，グループホームに一元化されました。

自立支援医療
- 更生医療
- 育成医療
- 精神通院医療
※実施主体は都道府県等

相談支援
- 計画相談支援
- 地域相談支援

補装具

【地域生活支援事業】
- 理解促進研修・啓発
- 自発的活動支援
- 相談支援
- 成年後見制度利用支援
- 成年後見制度法人後見支援
- 意思疎通支援
- 日常生活用具の給付又は貸与
- 手話奉仕員養成研修
- 移動支援
- 地域活動支援センター
- 福祉ホーム
- その他の日常生活又は社会生活支援

(3) サービス利用までの流れ（下図参照）

介護給付を受けるためには，「障害支援区分」の認定を受ける必要があります。
（訓練等給付や同行援護など障害支援区分の認定が不要なサービスもあります）

　障害支援区分は，区分1～6まであり，障害の特性や心身の状態に応じて必要とされる標準的な支援の度合いを総合的に示すものです。障害者支援区分の申請や利用する場合の窓口は，市町村役場の障害担当の係です。

サービス等利用計画とは：生活の目標や課題，必要なサービスなどが記載されたサービスを利用する人の総合的な利用計画書

指定特定相談支援事業者：市町村の指定を受け，計画相談支援（サービス等利用計画を作成し，サービスの利用を支援する）と基本相談支援（障害者等からの相談対応）を行う

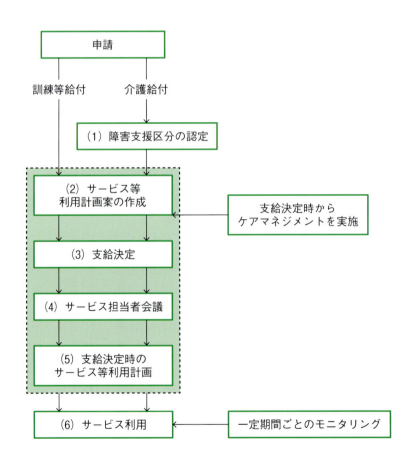

(4) 費用負担について

障害福祉サービスの利用者負担は，所得等に応じたものとなり，月上限額が設けられています（表参照）。利用したサービスの量に関わらず，上限額以上の負担は生じません。

区分	世帯の収入状況	負担上限月額
生活保護	生活保護世帯	0 円
低所得	住民税非課税世帯	0 円
一般 1	住民税課税世帯 （所得割 16 万円未満）	9,300 円
一般 2	上記以外	37,200 円

- 世帯の範囲は，18 歳以上の障害者の場合，障害者本人と配偶者です。
（18 歳，19 歳の施設入所者は除く）

また，施設入所の場合など，利用するサービスによって，負担額が軽減されるなどの措置があります。また障害福祉サービスとあわせて介護保険サービスを利用している場合は，負担額を合算した額が基準額を超えると超えた分が戻ってきます。

(5) 補装具費の支給と日常生活用具の給付・貸与について

サービス内容	内容	窓口
補装具費の支給	補装具とは，障害者等の身体機能を補完，代替し，長期間にわたり継続して使用されるもので，その購入費用が支給される。 　義肢，車椅子，装具，盲人用安全杖，補聴器，歩行器，歩行補助杖など • 利用者負担は所得等に応じた負担である。月の上限額が住民税課税世帯で 37,200 円，課税世帯以外は 0 円。	市町村役場の障害担当 （障害の種類等により異なる場合あり）
日常生活用具の給付・貸与 （市町村が行う地域生活支援事業）	重度障害者等に対して，自立した日常生活を営むために必要な日常生活用具が給付，貸与されます。 　特殊寝台，特殊尿器，入浴補助用具，移動支援用具，T 字杖・棒状の杖，吸入器，ストマ用装具，盲人用体重計，盲人用体温計，透析液加温器など • 利用できる用具は障害の種別や等級で異なる。 • 利用者負担は，所得に応じた負担となるが，手続きの方法等含め，市町村によって異なる。	市町村役場の障害担当 （障害の種類等により異なる場合あり）

3. 透析者の介護・障害福祉サービス

1，2で述べた介護保険サービス，障害福祉サービスのうち，特に透析者の利用が考えられる主なサービスを以下の表に示します。介護保険，障害福祉サービスの両方の対象となった場合は，介護保険サービスの利用が優先となります。

表中，介護保険サービスは（介護），障害福祉サービスは（障害）として示します。（表1～6参照）

利用上の留意事項と窓口
① 実際のサービスの利用可否や内容，回数などは，要介護度や障害支援区分，障害の種類や等級等によって異なります。
② 介護保険サービスの利用については，医療ソーシャルワーカーかケアマネジャー，地域包括支援センター，市町村役場の介護保険の担当係へ相談してください。
③ 障害福祉サービスの利用については，医療ソーシャルワーカーか指定特定相談支援事業者，障害者基幹相談支援センター，市町村役場の障害担当の係へ相談してください。

表1　通院介助が必要になったら

種類	対象	内容
訪問介護の通院等乗降介助（介護）	要介護1以上の人	自宅⇔車まで，車⇔病院受付（透析室入口）までの移動と車の乗り降りの介助を行う。移送付で，移送中はヘルパーがドライバーとなる。別途，移送代が必要（介護タクシー）
訪問介護の身体介護（介護）	要介護認定を受けた人 ＊要支援の場合は総合事業で対応	・自宅内から病院まで付き添い，車いすへの移乗や移動介助など，身体状態に合わせた介護を行う（移送はタクシーや公共交通機関などを利用する） ・自宅⇔透析医療機関の送迎バスまで，身体状態に合わせた介護を行う　など
居宅介護の通院等乗降介助（障害）	障害支援区分1以上の人	訪問介護の通院等乗降介助と同じ
移動支援（障害）	市町村による	単独で外出が困難な全身性障害者等にヘルパーが付き添い移動の支援を行う。 ＊市町村が行う地域生活支援事業
同行援護（障害）	移動が困難な視覚障害者で身体介護が伴う場合は障害支援区分2以上等	視覚障害者の外出に同行し，見守りや声掛け，移動などの援助を行う
居宅介護の通院等介助（障害）	障害支援区分2以上で身体介護を伴う場合等	訪問介護の身体介護と同じ

● 障害福祉サービスの利用には優先順位がある

表2 自宅で医療処置などが必要になったら

種類	対象	内容
訪問看護（介護）	要支援・要介護認定を受けた人	看護師等が自宅へ訪問し，身体状態の観察，服薬チェック，医療処置やリハビリ等を行う。24時間体制で，緊急の場合の対応を行う事業所もある
訪問看護（介護以外）	介護保険対象者以外で末期がんや難病など厚生労働大臣が定める病気により訪問看護が必要な人や，病状悪化等による医師からの特別指示がでている人	介護保険の訪問看護と同じ
居宅療養管理指導（介護）	要支援・要介護認定を受けた人	①医師や歯科医師が自宅を訪問し，医学的な相談や介護等の指示や助言を行う②薬剤師が自宅を訪問して，服薬のチェックや管理，指導などを行う③栄養士が自宅を訪問して，栄養状態のチェックや栄養指導などを行なう④歯科衛生士が自宅を訪問し，歯科治療や口腔ケアや指導を行う

表3 リハビリが必要になったら

	対象	内容
訪問リハビリ（介護）	要支援・要介護認定を受けた人	自宅に理学療法士や作業療法士，言語聴覚士が訪問してリハビリを行う
通所介護（介護）	要介護認定を受けた人 ＊要支援の場合は総合事業で対応	送迎付きでサービス施設に通い，日中，入浴や食事の介護の他，機能訓練やレクリエーションなどを行う ＊機能訓練主体の半日のサービスもある
通所リハビリ（介護）	要支援・要介護認定を受けた人	送迎付きでサービス施設に通い，日中，入浴や食事の介護の他，リハビリなどを行う
生活介護（障害）	障害支援区分3以上の人 50歳以上の場合は障害支援区分2以上の人　等	施設に通って（送迎付き），日中，入浴や食事，リハビリなどのサービスを受ける

- 介護保険の訪問看護サービスの中でリハビリを受けることもできる

表4 日常生活で介護が必要になったら

	対象	内容
訪問介護（介護）	要介護認定を受けた人 ＊要支援の場合は総合事業で対応	自宅で入浴や排泄，食事介助などの身体介護や，掃除洗濯，買い物，調理などの家事の援助を行う
訪問入浴介護（介護）	要支援・要介護認定を受けた人	浴槽を積んだ車で自宅を訪問し，入浴を介助する。寝たきりなどの重度者向けのサービス。看護師も同行し，入浴前後に必要な処置も行う
居宅介護（障害）	障害支援区分1以上の人	自宅で入浴や排泄，食事介助などの身体介護や掃除洗濯，買い物，調理などの家事の援助を行う

表5 車いすや電動ベッドが必要になったら

	対象	内容
福祉用具貸与（介護）	原則要介護2以上の人。要介護1以下でも一定の条件を満たせば対象となる	車いすと車いす附属品（クッションなど），電動ベッドとその付属品（ベッドマットや手すりなど）がレンタル対象となる。その他，床ずれ防止用具・歩行器・歩行補助杖・工事不要の手すりやスロープ・移動用リフト・認知症高齢者徘徊感知器などの貸与がある
補装具費の支給（障害）	障害の種類や状態等により異なる（p.213参照）	車いすの購入費用が支給される（p.213参照）
日常生活用具の給付・貸与（障害）		電動ベッドの給付・貸与を行う（p.213参照）

表6 住宅を改修したいときは

	対象	内容
住宅改修費の支給（介護）	要支援・要介護認定を受けた人	手すりの設置や段差の解消など，介護のために必要な小規模の住宅改修費について支給される。この他，引き戸などの扉の取り替え・洋式便器への取り替え・すべり防止のための床や通路面の材料変更などが対象となる
日常生活用具の給付（障害）	障害の種類や状態等により異なる（p.213参照）	手すりの設置や段差の解消などの住宅改修費について支給される（p.213参照）

透析者と生活施設

　障害者や高齢者にとって自宅での生活が困難になった時，介護を受けながら生活できる施設が必要ですが，それは透析者も変わりありません。しかし，それらの施設に透析設備を併設している場合が少なく，透析治療を受けながら入所して生活できる施設を利用するには，様々な制約があります。

　ここでは，介護が必要になる等，自宅では生活することが困難になった場合の主な生活施設（住まい）を紹介します。

1. 生活施設（住まい）の種類

　介護が必要な時に自宅以外で生活する施設には様々な種類があります。一般的には，介護保険法，障害者総合支援法，老人福祉法などに基づき，高齢者，障害者，低所得者などの要件別に施設の種類が決まっています。ここでは，療養や介護，支援が必要な場合の住まいの概要を示します。内容は表7の通りです。

表7 生活施設等の種類と特徴

施設種別	根拠法	対象者	内容	申請窓口	費用	透析者の利用
介護老人保健施設	介護保険法	要介護認定を受け，要介護1〜5の人	病状が安定し，治療よりは看護や介護に重点を置いたケアが必要な人が入所し，施設サービス計画（ケアプラン）に基づく，医療や看護，リハビリ，介護を受ける	施設	かかる費用の1〜3割と居住費や食費	透析病院が母体の施設で，併設又は同系列の透析病院に通院する場合に入所できる可能性がある。
介護老人福祉施設（特別養護老人ホーム）	介護保険法	要介護認定を受け，要介護3以上の人（場合により介護1・2の人も対象になる）	常に介護が必要で，在宅での介護が困難な人が入所し，施設サービス計画（ケアプラン）に基づく，日常生活上の介護等を受ける	施設	かかる費用の1〜3割と居住費や食費	透析病院が母体の施設や透析病院の送迎や有料サービスで通院する場合等に入所できる可能性がある。
介護医療院	介護保険法	要介護認定を受け，要介護1〜5の人	長期的に医療が必要な人が日常生活上の介護も一体的に受ける医療機関	施設	かかる費用の1〜3割と居住費や食費	透析患者を受け入れる所がない可能性が高い
介護療養型医療施設（今後，廃止が決定）	介護保険法	要介護認定を受け，要介護1〜5の人	病状が安定し，長期に療養が必要な人が入所する。医療機関の病棟で，施設サービス計画（ケアプラン）に基づく，医療や看護，医学的管理下のもとでの介護やリハビリ等を受ける	施設	かかる費用の1〜3割と居住費や食費	透析患者を受け入れる療養型病床は，医療保険療養型病床がほとんどで，実際に受け入れをしているところは少ない。
グループホーム（認知症対応型共同生活介護）	介護保険法 老人福祉法	要介護認定を受け，要支援2と要介護1〜5の人で，認知症の人	認知症の人が少人数で共同生活をし，日常生活上等の介護を受ける	施設	介護にかかる費用の1〜3割負担の他，食材費や家賃等が別にかかる。施設によっては入居時に一時金が必要な場合もある	透析病院の送迎や有料サービスで通院する場合等に入所できる可能性がある。
有料老人ホーム	介護保険法 老人福祉法	・概ね60歳以上 ・心身の条件は，施設によって異なる	利用者が施設との契約に基づき，日常生活上等の介護を受ける。施設の形態や介護保険の特定施設の指定を受けている等により，受けられるサービスが異なる	施設	施設によって異なる。他施設より高額な負担が必要な場合がある。介護保険の指定を受けている施設は，介護にかかる費用は介護保険の適用となる	有料で施設側が送迎したり，透析病院の送迎で通院する場合等に入所できる可能性がある。
養護老人ホーム	老人福祉法	・概ね65歳以上 ・低所得の人 ・身の回りのことができる人 ・自宅で生活できない家族状況や住宅事情がある人	家庭環境や経済的な理由で，居宅での生活が困難な人が入所し，食事や生活の場の提供を受ける ＊入所後介護が必要になると，自宅の場合と同じように，ケアプランに基づく居宅介護サービスをうけることができる ＊ホームが，介護保険の「外部サービス利用型特定施設入居者介護＊注1」の指定を受けていると，そのサービスを利用できる	住民票のある市区町村の福祉係	所得に応じた自己負担 ＊介護保険サービスを受ける場合は別途負担	身の回りの自立が条件のため，支援を必要とする透析者の利用は難しいが，自力か有料サービスで通院できる間は入所できる場合もある。
軽費老人ホームA型	老人福祉法	・利用料が納められる収入があり，かつ年間収入が一定以下の人 ・身の回りのことができる ・自宅で生活できない家族状況や住宅事情がある人	家庭環境や住宅事情により，居宅での生活が困難な人が，低額な料金で入所する。食事の提供を受けることができる。	施設	所得に応じた自己負担	透析者の利用は養護老人ホームに同じ

施設種別	根拠法	対象者	内容	申請窓口	費用	透析者の利用
軽費老人ホームB型	老人福祉法	・60歳以上（夫婦は配偶者の一方が60歳以上であればよい） ・身の回りの事ができる（自炊が可能） ・身寄りがない人，家庭事情で家族と同居困難な人	家庭環境や住宅事情により，居宅での生活が困難だが，自炊ができる程度の身体状態の人が，低額な料金で入所する。	施設	所得に応じた自己負担	透析者の利用は養護老人ホームに同じ。
ケアハウス	老人福祉法	・60歳以上（夫婦は配偶者の一方が60歳以上であればよい） ・身の回りの事ができる ・身寄りがない人，家庭事情で家族と同居困難な人	自炊が出来ない程度の身体機能の低下等があるか，高齢のため一人暮らしに不安がある場合で，家族による援助を受ける事が困難な場合に入所し，生活相談や食事・入浴サービスの提供，緊急時の対応等を受ける。 ＊入所後介護が必要になると，自宅の場合と同じように，ケアプランに基づく居宅介護サービスをうけることができる ＊ホームが，介護保険の「外部サービス利用型特定施設入居者生活介護＊注1」や「一般型特定施設入居者生活介護＊注2」の指定を受けていると，そのサービスを利用できる	施設	所得に応じた自己負担 ＊介護保険サービスを受ける場合は別途負担	透析者の利用は養護老人ホームに同じ（介護保険サービスを利用する場合は異なる）
障害者支援施設（施設入所支援）	障害者総合支援法	・身体障害者手帳を取得 ・障害支援区分4以上（50歳以上は3以上）を受けている人	障害者が入所できる施設。昼間及び夜間に，入浴，排泄，食事等の介護及びその他日常生活上の支援を受けられる。	施設	所得に応じた自己負担	施設内に透析施設がある所や透析施設に通院する場合に可能性がある。
サービス付高齢者向け住宅	高齢者の居住の安定確保に関する法律（高齢者住まい法）	・60歳以上あるいは要介護・要支援認定を受けている60歳未満	高齢者が入居できる賃貸住宅。ケアを行なうスタッフが常駐しており，安否確認や緊急時対応サービスが受けられる。	住宅	各住宅が定めている	

＊注1：特定施設の職員が，生活相談や介護サービス計画の策定等を実施し，施設が委託契約をした外部の介護サービス事業者が，介護サービス計画に基づき介護サービスを提供する。
＊注2：特定施設の職員が，入居者に対して介護サービスを提供する

2. 透析者が施設を選択する時のポイント

- 透析の通院介助を施設職員が行うか，行う場合の費用。
- 必要な医療行為や介護を，誰がどのように行うのか。
- 必要な費用（入居時，入居後の定期的な費用，利用の有無により必要な費用，退去時の返金費用等）
- 夜間の職員体制
- 治療食の提供の可否

引用・参考文献

1. 腎臓の構造と働き
1) 小川洋史ほか監修：腎臓の構造と働き，透析ハンドブック―よりよいセルフケアのために，第4版増補版，p.2-9，医学書院，2014
2) 濱田千江子：腎臓の構造と機能，日本腎不全看護学会（編）：腎不全看護，第5版，p.19-23，医学書院，2016

2. 慢性腎臓病（CKD）と腎不全
1) 小川洋史ほか監修：慢性腎臓病（CKD）と腎不全，透析ハンドブックよりよいセルフケアのために，第4版増補版，p.10-16，医学書院，2011
2) 今井圓裕ほか：CKDの定義，診断，重症度分類，CKDの重要性，CKDとCVD（心血管疾患）：心腎関連，日本腎臓学会（編）：CKD診療ガイド2012，p.1-7，p.12-14，東京医学社，2012
※2) 日本腎臓学会（編）：CKDの定義，診断，重傷度分類，CKDの重要性，CKDとCVD（心血管疾患）：CKD診療ガイド2012，p.1-7，p.12-14，東京医学社，2012
3) 杉田和代：慢性腎臓病患者の看護，日本腎不全看護学会（編）：腎不全看護，第5版，p.137-146，医学書院，2016
4) 山本晃裕：慢性腎臓病（CKD），透析ケア2014年冬季増刊：p.28-31，2014

3. 腎代替療法
1) 吉田一成：生体腎移植，わかるから選べる！治療選択サポートブック，2012年臨時増刊：p.196-203，2012
2) 齋藤和英：献腎移植（脳死），わかるから選べる！治療選択サポートブック，2012年臨時増刊：p.204-215，2012
3) 小川洋史：在宅血液透析（HHD），わかるから選べる！治療選択サポートブック，2012年臨時増刊：p.105-111，2012
4) 松岡由美子：患者教育と新人看護師教育のために 血液透析療法の基礎知識《応用編》～慢性腎不全とつき合うために～ 中外製薬
5) 日本腎臓学会，日本透析医学会，日本移植学会，日本臨床腎移植学会共同編集：腎不全 治療選択とその実際，2017
6) 日本腎臓学会，日本透析医学会，日本移植学会共同編集：腎不全の治療選択―あなたはどの治療法をえらびますか？ 2009
7) 新生会第一病院パンフレット 在宅血液透析
8) （社）日本透析医会・在宅血液透析管理マニュアル作成委員会 在宅血液透析管理マニュアル 2010
9) 鈴木正司：透析療法マニュアル，改訂第8版，p.47-49，日本メディカルセンター，2014
10) 旭化成メディカル（株）（I-HDFの期待される効果と研究報告）

4. 血液透析の原理・ダイアライザ・透析液
1) 小川洋史ほか監修：慢性腎臓病（CKD）と腎不全，透析ハンドブックよりよいセルフケアのために，第4版増補版，医学書院，2014
2) 透析会誌6（5），p.501-506
3) Charra B, Calemard E, Ruffer M, Chazot C, Terrat JC, Vanel T, Laurent G, et al: Survial as an index of adequacy of dialysis, Kidney Int 1992; 41: 1286-91
4) Mastrangelo F, Alfonso M, Napoli V, Deblasi F, Russo F, Patruno P, et al: Dialysis with increased frequency of sessions (lecce dialysis), Nephrol Dial Transplant 1998; 13 (Suppl 6): S139-47
5) Pieratos A, Ouwendyk M, Vas S, Francoeur R, Raj DSC, Ecclestone A, Logos V, Uldall R, et al: Nocturnal hemodialysis: three years experience, J Am Soc Nephrol 1998; 9: 859-68

5. 透析液供給システム
1) 小川洋史ほか監修：慢性腎臓病（CKD）と腎不全，透析ハンドブックよりよいセルフケアのために，第4版増補版，医学書院，2014
2) 日本臨床工学技士会透析液清浄化ガイドライン Ver 2.01
（第4項管理基準の4-1～4-3項）

6. 透析手順
1) 秋葉隆：透析施設における標準的な透析操作と感染予防に関するガイドライン（四訂版）p.41-21，p.53-56，2015
2) 中山重雄：腎不全看護，第4版，日本腎不全看護学会 p.295-299，医学書院，2012
3) 鈴木正司監修：透析療法，改訂第8版，p.136-146，p.160，日本メディカルセンター，2014
4) 日本透析医学会編：透析医療事故防止のための標準的操作マニュアル p.2-20，2015
5) 透析用血液回路標準化基準（Ver,1,00）p.10（公益社団法人 日本臨床工学技士会）
6) 日本透析医学会編：慢性血液透析用バスキュラーアクセスの作成および修復に関するガイドライン（2011年版）日本透析医学会雑誌，44（9）p.884-886，2011
7) 日本透析医会発行の透析医療事故防止マニュアルの透析中の患者監視チェックリストへ記載すべき項目

7. バスキュラーアクセス（シャント）
   1) 小川洋史・岡山ミサコ監修：バスキュラーアクセス（シャント）：透析ハンドブック，第 4 版，p.45-52，医学書院，2009
   2) 鈴木正司監修：バスキュラーアクセス：透析療法マニュアル，改訂第 8 版，p.153-166，日本メディカルセンター，2014
   3) 中山重雅：バスキュラーアクセス管理と穿刺：腎不全看護（第 5 版），p.151-156，医学書院，2016
   4) 坪井正人他：バスキュラアクセスの合併症，透析ケア 17（8）：14-36，2011

8. 栄養と食事療法
   1) 慢性腎臓病に対する食事療法基準作成委員会：CKD ステージによる食事療法基準，日本腎臓学会（編）：慢性腎臓病に対する食事療法基準 2014 年版，p.2，東京医学社，2014
   2) 中尾俊之他：食事エネルギー量，日本透析医学会血液透析患者の糖尿病治療ガイド作成ワーキンググループ：血液透析患者の糖尿病治療ガイド 2012，日本透析医学会雑誌 46（3）：345-347，2012
   3) 透析処方関連指標と生命予後，日本透析医学会統計調査委員会：図説　わが国の慢性透析療法の現況（2009 年 12 月 31 日現在），日本透析医学会，p.66-89，2010
   4) 文部科学省科学技術・学術審議会　資源調査委員会：日本食品標準成分表 2020 年版（八訂），全国官報販売協同組合，2020

9. 透析中の症状と対処
   1) 早川知子：腎不全看護，第 4 版　p.271，医学書院　2012
   2) 日本腎不全看護学会：腎不全看護，第 5 版，医学書院　2016
   3) 篠田俊雄，萩原千鶴子：透析療法パーフェクトガイド，学研　2013

10. 透析中のトラブルと対処法
    1) 小川洋史　岡山ミサ子：透析ハンドブック，第 4 版，p.92-99，医学書院，2009

11. 透析と医療安全
    1) 小川洋史　岡山ミサ子：透析ハンドブック，第 4 版，p.100-105，医学書院，2009
    2) 第 19 回血液透析技術基礎セミナーテキスト，p.103-114
    3) 腎不全看護，第 4 版，p.387-394，医学書院，2012
    4) 腎不全看護，第 5 版，p.344-347，医学書院，2016
    5) 秋葉隆：透析施設における標準的な透析操作と感染予防に関するガイドライン四訂版，2015
    6) 腎不全看護，第 5 版　p.335-343，医学書院，2016

12. 透析と合併症
    1) 岡山　ミサ子・太田　圭洋：透析看護ポケットナビ，p.143-147　p.171-173　中山書店，2009
    2) 山本　裕康・西　慎一，他：腎性貧血の診断，日本透析医学会　慢性腎臓病における腎性貧血治療のガイドライン改訂ワーキンググループ　2015 年版慢性腎臓病患者における慢性貧血治療のガイドライン，日本透析医学会雑誌 49（2）：115，2016
    3) 秋澤　忠雄・平方　秀樹，他：血清 P，Ca 濃度の管理，日本透析医学会　慢性腎臓病に伴う骨・ミネラル代謝異常の診療ガイドライン　日本透析医学会雑誌 45（4）2012
    4) 荒井　秀典：フレイルの意義，日本老年医学会雑誌　51（6）2014
    5) 血液透析患者における心血管合併症の評価と治療に関するガイドライン，日本透析医学会誌 44（5）：369-417，2011
    6) 信楽園病院腎センター編集：長期透析に伴う合併症，循環器系：透析療法マニュアル，鈴木正司監修，p.209-238，日本メディカルセンター，2014
    7) 信楽園病院腎センター編集：長期透析に伴う合併症，透析アミロイド症：透析療法マニュアル，鈴木正司監修，p.365-372，日本メディカルセンター，2014
    8) 信楽園病院腎センター編集：長期透析に伴う合併症，代謝異常：透析療法マニュアル，鈴木正司監修，p.336-337，日本メディカルセンター，2014
    9) 信楽園病院腎センター編集：長期透析に伴う合併症，消化器系：透析療法マニュアル，鈴木正司監修，p.246-252，日本メディカルセンター，2014
    10) 友雅司：長期透析合併症，日本腎不全看護学会編集：腎不全看護，第 5 版，p.75-77，81-82，医学書院，2016
    11) 岡山ミサ子・太田圭洋：透析看護ポケットナビ，p.122-141，p.154-162，中山書店，2009
    12) 透析室における標準的な透析操作と感染予防に関するガイドライン（四訂版），日本透析医学会ほか，2015
    13) 厚生労働省肝炎総合対策推進国民運動事業「知って，肝炎」，〈http://www.kanen.org/〉（参照 2017-1）
    14) 岡山ミサ子・太田圭洋：透析看護ポケットナビ，p.122-141，p.154-162，中山書店，2009

13. 検査データの読み方
    1) 椿原美治，井関邦敏，他：透析処方関連指標と生命予後，図説わが国の慢性透析療法の現状（2009 年 12 月 31 日現在），日本透析医学会統計調査委員会，日本透析医学会：80，2009，
    2) 渡邉有三，川西秀樹，他：維持血液透析ガイドライン：血液透析処方，日本透析医学会作成ワーキンググループ，日本透析医学会雑誌 46（7）：603，2013

3) 前掲2），p.597-599
4) 平方秀樹，新田孝作，他：血液透析患者における心血管合併症の評価と治療に対するガイドライン，日本透析医学会作成ワーキンググループ：日本透析医学会雑誌，44（5），358，2011
5) 前掲1），p.69
6) 山本裕康，西慎一，他：2015年版日本透析医学会慢性腎臓病患者における腎性貧血治療のガイドライン，日本透析医学会作成ワーキンググループ，日本透析医学会雑誌，49（2），109，2016
7) 前掲6）p.114
8) 前掲6）p.127
9) 友雅司，深川雅史，他：慢性腎臓病に伴う骨・ミネラル代謝異常の診療ガイドライン，日本透析医学会作成ワーキンググループ，日本透析医学会雑誌，45（4），309，2012
10) 前掲9），p.314
11) 秋葉隆，松崎弘章，他：透析施設における標準的な透析操作と感染予防に関するガイドライン（四訂版），日本透析医学会，他，82，2015
12) 中尾俊之，阿部雅紀，他：血液透析患者の糖尿病治療ガイドライン2012，日本透析医学会作成ワーキンググループ，日本透析医学会雑誌，46（3），319-322，2013

14．透析と薬
1) 平田純生：血液透析，腎疾患の服薬指導Q&A ～CKDから透析患者まで～ 改訂版，p.407-421，医薬ジャーナル社，2012
2) 岡野一祥ら：低血圧，腎と透析 70（4）：p.484-488，2011
3) 熊谷裕生ら：透析患者のかゆみの成因と，新しいカッパ作動薬レミッチの効果，腎と透析 70（4）：651-657，2011
4) 髙橋浩雄ら：二次性副甲状腺機能亢進症，腎と透析 70（4）：532-537，2011
5) Hurot JM, Cucherat M, Haugh M, et al: Effects of L-carnitine supplementation in maintenance hemodialysis patients: A systemic review. J Am Soc Nephrol 13: 708-714, 2002
6) 大坪茂：レストレスレッグス症候群，腎と透析 70（4）：632-635，2011
7) 平田純生：CKDとサプリメント・OTC薬，腎疾患の服薬指導Q&A ～CKDから透析患者まで～ 改訂版，p.438-460，医薬ジャーナル社，2012

15．リハビリテーション（運動療法）
1) 上月正博編著：腎臓リハビリテーション，第1版，第3刷（補訂），医歯薬出版，2012
2) 鈴木隆雄監修：サルコペニアの基礎と臨床，第1版 第1刷 真興交易（株）医書出版部，2011
3) 理学療法ジャーナル，第48巻，第5号，医学書院，2014
4) 理学療法ジャーナル，第50巻，第2号，医学書院，2016
5) 日本循環器学会，心血管疾患におけるリハビリテーションに関するガイドライン（2012年版）

16．糖尿病腎症患者の観察と指導
1) 北村建樹：糖尿病性腎症，日本腎不全看護学会（編）：腎不全看護（第5版），p.96～101 医学書院，2016
2) 小坂志保：糖尿病性腎症患者の看護，日本腎不全看護学会（編）：腎不全看護（第5版），p.207～212 医学書院，2016
3) 糖尿病の概念・診断・成因・検査：日本糖尿病療養指導士認定機構（編・著）：糖尿病療養指導ガイドブック 糖尿病療養指導士の学習目標と課題，p.17～31，メディカルレビュー社，2016
4) 糖尿病の治療：日本糖尿病療養指導士認定機構（編・著）：糖尿病療養指導ガイドブック，糖尿病療養指導士の学習目標と課題，p.43～45，メディカルレビュー社，2016
5) 合併症・併存疾患の治療・療養指導：日本糖尿病療養指導士認定機構（編・著）：糖尿病療養指導ガイドブック，糖尿病療養指導士の学習目標と課題，p.151～187，メディカルレビュー社，2016

17．心の問題と対応
1) 春木繁一：サイコネフロロジーの臨床，p.48-53，メディカ出版，2010
2) ドナC，アギュララ著：危機介入の理論と実際，p.19-32，川島書店，2004
3) 日本透析医学会：維持血液透析の開始と継続に関する意思決定プロセスについての提言，日本透析会誌，45（5），269-285，2014
4) 岡山ミサ子編著：透析室の新人スタッフ指導術，メディカ出版，p.238，2009
5) 萱間真美ら編集：精神看護学：こころ・からだ・かかわりのプラクティス，南江堂，2010
6) 福西勇夫著：サイコネフロロジーマニュアル，南山堂，1997
7) 岡山ミサ子編著：透析室の新人スタッフ指導術，メディカ出版，2009
8) 日本腎不全看護学会編集：腎不全看護，第4版，医学書院，2012
9) 石丸昌彦：今日のメンタルヘルス，放送大学教育振興会，2011
10) 春木繁一：サイコネフロロジーの臨床，p.48-53，メディカ出版，2010
11) ドナC，アギュララ：危機介入への問題解決アプローチ，ドナC，アギュララ著：危機介入の理論と実際，p.19-32，川島書店，2004
12) 秋澤忠男，水口潤，友雅司，他：提言，日本透析医学会血液透析療法ガイドライン作成ワーキンググループ，透析非導入

と継続中止を検討するサブグループ：維持血液透析の開始と継続に関する意思決定プロセスについての提言，日本透析会誌，45（5），277-285，2014

18. 患者・家族への日常生活上の指導
1) 腎不全看護，第5版，腎不全看護学会，医学書院，2016
2) 山崎あけみ，他編：家族看護学，南江堂，2008
3) 岡山ミサ子，他編：透析室の新人育成スタッフ指導術，メディカ出版，2009
4) 岡山ミサ子，他監：透析看護ポケットナビ，中山書店，2009

19. 透析と社会保障
1) 障害者福祉研究会：新訂身体障害者認定基準及び認定要綱［補訂版］●解釈と運用：p.376-381，中央法規出版，2005
2) 社会保障の手引　平成25年版　施策の概要と基礎資料：p.115-133，p.301-311，p.663-670，中央法規出版，2013
3) 透析ソーシャルワーク研究会：腎臓病患者の社会保障ガイドブック：p.90-92，p.104-124，p.135-143，p.146-151，p.164-184，p.240-268，社団法人全国腎臓病協議会，2007
4) 愛知県保険医協会社保学術部：公費負担医療等の手引：p.352-357，愛知県保険医協会，2015
5) 生活保護手帳（2016年度版）：p.6-14，中央法規出版，2016

索引

%クレアチニン産生速度（% CGR）
　の目標値　138
1型糖尿病　167
2型糖尿病　168
$\alpha\beta$遮断薬　147
α-グルコシダーゼ阻害薬　152
α遮断薬　147
β_2ミクログロブリン（β_2-MG）　4, 27
　──，透析アミロイドーシスの原因となる　25, 126
　──の目標値　136
β遮断薬　147
ACE阻害薬（アンギオテンシン変換酵素阻害薬）　147
ABI（足関節-上腕収縮期血圧比）　117
　──の基準値　142
ALTの基準値　141
ARB（アンギオテンシンⅡ受容体拮抗薬）　147
ASTの基準値　141
ASO（閉塞性動脈硬化症）　116
BUN（尿素窒素）　4
　──の目標値　136
B型肝炎
　──，透析患者に合併する　131
　──の検査　141
　──の予防接種　110
Ca（カルシウム）
　──，透析液中の　29, 30
　──代謝異常をみる検査　140
　──沈着，血管への　119
CAPD　15
　──の原理とバッグ交換　16
CKD；chronic kidney disease　8
　──の重症度と推算GFR　11
　──の重症度分類　10
　──の症状　13
　──の定義　8
　──の発症危険因子　11
Cl（クロール）　5
　──，透析液中の　29, 31
Cr（クレアチニン）　4
　──の目標値　136
C型肝炎
　──，透析患者に合併する　131
　──の治療　110, 133
C反応性タンパク（CRP）の基準値　141
DPP-4阻害薬，糖尿病腎症に用いられる　151, 152
ECUM；extracorporeal ultrafiltration method　15
ESKD；end-stage kidney disease（末期腎不全）　8, 10
G1, G2期の注意点，CKDの　12

G3a, b期の注意点，CKDの　12
G4, G5期の注意点，CKDの　12
GA（グリコアルブミン）の目標値　142
GFR（糸球体濾過量）　2
　──，CKDの重症度と　10
GLP-1受容体作動薬，糖尿病腎症に用いられる　151
GLU（グルコース）の目標値　142
Hb（ヘモグロビン）の目標値　139
HbA1cの目標値　142
HBV感染者への対策　110
HCO3（重炭酸）　5
　──，透析液中の　29
HCV感染者への対策　110
HDF；hemodiafiltration　14
HF；hemofiltration　14
HHD；home hemodialysis　17
Ht（ヘマトクリット）の目標値　139
I-HDF；intermittent infusion hemodiafiltration　15
K（カリウム）
　──，透析液中の　29, 30
　──の目標値　136
　──のとり方　75, 77
Kt/v（標準化透析量）　136
LDL-コレステロール（LDL-C）の目標値　142
LH比の目標値　142
Mg（マグネシウム）　5
　──，透析液中の　29
MIA症候群　134
Na（ナトリウム）
　──，透析液中の　29, 30
　──の目標値　137
nPCR（標準タンパク異化率）　138
on-line HDF　14
PPE（個人防護具）　108
PTA（経皮的血管形成術）
　──，シャント部狭窄への　56
　──，シャント瘤への　54
　──，静脈圧上昇への　96
　──，静脈高血圧症への　55
　──，血流不足への　93
PTH-インタクトの目標値　140
RO（逆浸透）装置　34
TSAT（トランスフェリン飽和度）　124
UA（尿酸）　4
$\dot{V}O_2max$（最大酸素摂取量）　156

あ

アギュララとメズィックの危機モデル　179
足の障害，糖尿病腎症に伴う　175
アルガトロバン　148

アルコールのとり方　67
アルブミン（Alb）の目標値　138
アンギオテンシンⅡ受容体拮抗薬（ARB）　147
アンギオテンシン変換酵素阻害薬（ACEI）　147

い

1型糖尿病　167
1日摂取量
　──，カリウムの　75
　──，食塩の　70
　──，リンの　79, 80
イオン交換樹脂　33
イコデキストリン透析液　17
意思決定支援　182
移動支援　214
医療安全　101
医療器具の取扱い，使用済み　109
医療者
　──のストレス対処　184
　──への心のケア　183
医療費，透析と　199
陰圧による水の除去　23
陰イオン交換樹脂製剤　145
インクレチン関連薬　151, 152
インスリン製剤　151
ウイルス肝炎罹患者への予防策　110
ウイルス肝炎，透析患者に合併する　131

う

運動
　──，関節を中心とした　158
　──の強度設定　156
　──の禁忌と中止基準　160
　──の効果　155
運動指導のポイント　188
運動強度
　──，主観的（自覚的）　157
　──の決め方　157
運動療法　154
　──，高齢者の　163
　──，透析中の　162
　──，糖尿病透析者の　162
　──の注意点　161

え

栄養状態をみる検査　138
栄養バランスの整え方　60
エテルカセチド塩酸塩　149
エネルギー
　──過剰の害と症状　61
　──摂取，適な　61
　──のとり方のポイント　62
　──不足の害と症状　61

223

エリスロポエチン製剤　146, 147
エリスロポエチンの分泌，腎臓による
　　5
エンドトキシン，水道水の　34
エンドトキシン濃度，透析液の基準
　　34

塩分→食塩

か

介護・障害福祉サービス　214
介護支援専門員　208
介護保険制度　206
介護予防・日常生活支援総合事業
　　210
介護療養型医療施設　217
介護老人福祉施設　217
介護老人保健施設　217
外食の食塩量　74
拡散の原理　23
火事対策　111
下肢動脈の狭窄・閉塞をみる検査
　　142
下肢末梢動脈疾患指導管理加算　117
家族のストレスと対処　195
家族への支援　183, 194
活性型ビタミン D3 製剤　146, 147
活性炭フィルター　33
合併症，透析と　113
カテーテル留置法　48
かゆみ
　——，透析中の　91
　——　に対する薬　149
カリウム (K)
　——，透析液中の　29, 30
　——　の1日摂取量　75
　——　の目標値　136
　——　のとり方　75, 77
カリウム (K) 吸着薬　145, 146
カリウム保持性利尿薬　145
カルシウム (Ca)，透析液中の
　　29, 30
カルシウム (Ca) 代謝異常をみる検
　　査　140
カルシウム・リン代謝異常
　——，透析患者に合併する　119
　——　に対する薬　149, 150
カルシウム拮抗薬　147
　——　と食品の相互作用　145
カルシウム製剤　145
カルニチン　150
カルニチン製剤，筋肉痙攣に用いる
　　149
肝炎，透析患者に合併する　131
肝炎ウイルス罹患者への予防策　110
感覚・運動神経障害，糖尿病に合併す
　　る　168
肝機能障害をみる検査　141
環境対策，透析室の　109
間歇補充型血液透析濾過 (I-HDF)
　　15

患者─医療者関係　184
患者配置，透析室での　109
感染経路別予防策　110
感染症
　——，透析患者に起こる　130
　——，糖尿病に合併する　171
　——　をみる検査　141
感染対策　107
感染予防策，透析室での　108
漢方薬，筋肉痙攣に用いる　149

き

危機モデル，アギュララとメズィック
　の　179
吸着型血液浄化法 (リクセル)　15
吸着型透析膜　23
狭心症，透析患者に合併する
　　116, 170
魚介類に含まれるリン　81
局所麻酔薬，穿刺時の痛みに用いる
　　149
虚血性心疾患，透析患者に合併する
　　115, 116
居宅介護　205, 215
　——　の通院等乗降介助　214
居宅介護サービス　209
居宅介護支援事業所　208
居宅サービス　209
居宅療養管理指導　215
緊急時の連絡　194
筋痙攣
　——，透析中の　88
　——　に対する薬　149

く

空気混入の原因と予防　106
薬
　——，透析と　143
　——　と食品の相互作用　85
　——　の特徴に合わせた服用法　143
　——　の服用指導のポイント　192
クリアランス値，ダイアライザの　27
グリコアルブミン (GA) の目標値
　　142
グループホーム　217
グルコース (GLU) の目標値　142
クレアチニン (Cr) の目標値　136
クロール (Cl)，透析液中の　29, 31

け

ケアハウス　218
ケアマネジャー　208
経口血糖降下薬，糖尿病で透析してい
　る人の　152
軽度蛋白尿　10
経皮的血管形成術 (PTA)
　——，シャント部狭窄への　56
　——，シャント瘤への　54
　——，静脈圧上昇への　96
　——，静脈高血圧症への　55

　——，血流不足への　93
軽費老人ホーム A 型　217
軽費老人ホーム B 型　218
血圧
　——　測定，自宅での　190
　——　の調節，腎臓による　6
　——　の目標値　137
血圧下降，透析中の　86
血圧上昇，透析中の　88
血圧低下に対する薬　149
血液
　——　と透析液の流れ　24
　——　の逆流 (再循環)　98
　——　の凝固を防ぐ薬　148
　——　の流れ，ダイアライザ内の　25
血液回路の凝血　104
血液循環操作　43
血液浄化法　14
血液透析
　——　の原理　21, 22
　——　の働き　21
血液透析器 (HD) の機能　28
血液透析濾過法 (HDF)　14
　——　の機能　28
血液ポンプ　36
血液濾過法 (HF)　14
血液濾過器の機能　28
血清フェリチン濃度
　——，鉄補充療法の目安となる　124
　——　の目標値　139
血清リンの目標値　136, 140
血糖コントロール，糖尿病腎症の
　　173
血流不足，透析液の　92
減塩
　——，CKD ステージによる　11, 12
　——　の工夫　72
限外濾過　23
限外濾過率，ダイアライザの　27
検査データの読み方　135
献腎移植　20
顕性アルブミン尿　10
原尿　3

こ

降圧薬　146, 147
高カリウム血症，透析患者に合併する
　　121
後期高齢者医療　200
抗凝固薬，血液浄化法に用いる　148
口腔ケア，糖尿病腎症の　176
高血圧
　——，透析患者の　114
　——　の CKD 重症度区分　10
高度蛋白尿　10
高尿酸血症治療薬　144, 145
後発医薬品 (ジェネリック医薬品)
　　144
高リン血症　79, 120

高齢者
　——の意思決定支援　182
　——のエネルギー摂取　61
　——のサルコペニア　164
　——の肺炎　130
　——の服薬管理　192
　——のリハビリテーション　163
呼吸器衛生，透析室での　108
心のケア，医療者への　183
心の問題と対応　177
個人防護具（PPE），透析操作時の
　　　　　　　　　　　　　108
雇用保険　204

さ

サービス付高齢者向け住宅　218
サイアザイド系利尿薬　145
災害対策　110
災害への備え　112
再吸収，尿細管での　2
再建術，シャント　56
再循環
　——，シャント不全による　99
　——，動・静脈回路逆接による　98
　——，透析中の　98
細小血管障害，糖尿病に合併する
　　　　　　　　　　　　　168
最大酸素摂取量（V̇O₂max）　156
在宅血液透析（HHD）　17
　——の適応基準　18
サルコペニア　134
酸・塩基の調節，腎臓による　5

し

ジェネリック医薬品（後発医薬品）
　　　　　　　　　　　　　144
糸球体　1
糸球体濾過量（GFR）　2
　——，CKDの　8，10
止血と保護，透析終了後の　45
自己血管によるシャント　49
自己コントロール　182
自己抜針予防テープの固定　47
自己抜針と予防　103
事故防止対策　101
脂質異常をみる検査　142
脂質食品　62
脂質
　——管理，CKDステージによる
　　　　　　　　　　　　　11
　——のとり方　63
地震対策　111
持続（連続）携行腹膜透析　15
失血の原因と予防　101
至適透析　31
シナカルセト塩酸塩　149
死亡原因，透析患者の　113
社会的支援　181
社会保障　197

シャント
　——のエコー検査　56
　——の種類　48
　——の造影検査　56
シャント感染　51
シャント肢の観察，透析開始前の　41
シャント出血　52
シャント内出血　53
シャント不全による再循環　99
シャント閉塞・狭窄　50
シャント瘤　54
住宅改修費の支給　216
重炭酸（HCO₃），透析液中の　29，31
主観的（自覚的）運動強度　157
手根管症候群　127
　——に対する薬　150，151
手指衛生，透析室での　108
昇圧薬，透析中の血圧低下に用いる
　　　　　　　　　　　　　149
障害基礎年金・障害厚生年金　203
障害者医療費助成制度　202
障害者支援施設　218
障害者総合支援法　211
消化管出血，透析患者に合併する
　　　　　　　　　　　　　125
傷病手当　202
静脈圧上昇，透析中の　94
静脈高血圧症　55
食塩
　——のとり方　70
　——の1日摂取量　70
食塩量
　——，外食の　74
　——，食品中の　73
食事指導のポイント　187
食事管理，CKDステージ別　11
食事療法　57
　——，糖尿病腎症の　173
食品中
　——のカリウム含有量　78
　——の食塩量　73
　——の食物繊維　84
　——の水分量　68
　——のリン　81
食品と薬の相互作用　85
食物繊維　84
自立支援医療（更生医療）　201
自立支援給付　211
自律神経障害，糖尿病に合併する
　　　　　　　　　　　　　168
腎移植　20
腎盂　2
心外膜炎，透析患者に合併する　117
腎機能低下による症状　13
心胸比（CTR）の目標値　137
心筋梗塞，透析患者に合併する　116
腎血流量，1日　3
人工血管によるシャント　49
腎臓
　——の構造と働き　1

　——の働き　4
　——の働きを補う薬　144，145
腎臓機能障害程度等級表　199
腎代替療法　14
身体障害者，透析と　197
身体障害者手帳　198
浸透圧
　——，透析液の　31
　——による水の除去　24
心内膜炎，透析患者に合併する　117
心拍出量，1日の　3
心拍数，運動強度の目安となる　156
腎不全　8
心不全，透析患者の　113
心弁膜症，透析患者に合併する　118
心房性Na利尿ペプチドの目標値
　　　　　　　　　　　　　137

す

水分
　——のとり方　65
　——をとり過ぎたときの症状　65
　——・塩分をみる検査　137
水分出納　66
水分制限の工夫　66
水分量，食品中の　68
睡眠・休息，指導のポイント　188
スタンダードプリコーション（標準予
　　防策）　107
スティール症候群　55
ストレス対処，医療者の　184

せ

生活介護　215
生活施設の種類と特徴　217
生活保護　205
精神症状，透析患者にみられる　179
生体腎移植　20
咳エチケット，透析室での　108
接続部の離脱・抜針による失血　101
赤血球数（RBC）の目標値　139
セルフケア支援　186
全国腎臓病協議会　197
穿刺時の痛みに対する薬　148
穿刺時の注意事項　46
穿刺時の注意事項，人工血管の　46
穿刺針の取扱い　使用済み　109
穿刺トラブル　96
穿刺の手順　42
せん妄，透析患者にみられる　179

そ

造血刺激ホルモン剤　146，147
造血刺激ホルモンの分泌，腎臓による
　　　　　　　　　　　　　5
総タンパク（TP）の目標値　138
速効型インスリン分泌促進薬
　　　　　　　　　　　152，153

た

ダイアライザ（血液浄化器） 25
　── の凝血　104
　── の仕様と性能　26
　── の膜破れ　103
体液の調節，腎臓による　4
体温の目標値　137
体外限外濾過法（ECUM）　15
大血管障害，糖尿病に合併する　170
体重増加率の目標値　137
体重測定
　──，透析前の　39
　──，自宅での　191
対処機制　181
大豆製品に含まれるリン　83
多発性囊胞腎のCKD重症度区分　10
卵類に含まれるリン　82
炭酸ランタン　145
タンパク質
　── 制限，CKDステージによる
　　　　　11
　── のとり方のポイント　64
蛋白尿，CKDの重症度と　10
弾撥指，透析患者に合併する　128
直接作用型抗ウイルス薬，C型肝炎の
　　　　　133

ち

地域生活支援事業　211
地域包括支援センター　209
地域密着型介護予防サービス　209
中空糸型ダイアライザの機能分類　28
注射器の取扱い，使用済み　109
中枢性降圧薬　147
長期高額疾病の特例　200
調味料の塩分量　71

つ・て

通院介助が必要なとき　214
通所介護　215
手洗い，透析前の　40
テープかぶれ　52
低栄養，透析患者の　65
低カリウム血症，透析後の　122
低血糖
　──，糖尿病に合併する　171
　── の応急処置　173
停電対策　111
低分子ヘパリン　148
適正体重　40
鉄製剤　145
転移・逆転移　184
電解質異常，透析患者に合併する
　　　　　119
電解質の調節，腎臓による　5

と

動・静脈回路逆接による再循環　98
同行援護　214

糖質食品　62
糖質のとり方　62
透析
　──，糖尿病腎症の　173
　── 開始操作　41
　── からの離脱法，災害時の　112
　── 効率をみる検査　136
　── 終了後の観察・記録　46
　── 終了操作手順　44
　── 終了前の観察・確認　44
　── 条件の確認と設定　40
　── と医療費　197
　── と日常生活　186
　── 前の準備　38
透析アミロイドーシス　126
透析液
　── の種類，メーカー別　32
　── の成分と役割　29
　── の流れ，血液と　24, 25
透析液供給システム　33
透析液供給装置　35
透析液浄化の効果　34
透析食　57
透析装置の自動化　36
透析中
　── の運動療法　162
　── の観察・記録　43
　── のトラブルと対処法　92
透析低血圧　118
透析手順　37
透析導入患者の原疾患　9
糖尿病
　── からの透析導入　9
　── をみる検査　142
糖尿病合併症　168
糖尿病神経障害　168
糖尿病腎症　167
　── のCKD重症度　10
糖尿病透析患者
　── で禁忌となる経口血糖降下薬
　　　　　152
　── の運動療法　162
糖尿病網膜症　169
糖尿病白内障　171
動脈硬化，透析患者の　115
動脈直接穿刺法　48
動脈表在法　48
特定疾病療養　200
特別養護老人ホーム　217
トランスフェリン飽和度（TSAT）の
　目標値　139

な

ナトリウム（Na）
　──，透析液中の　29, 30
　── の目標値　137
ナファモスタットメシル酸塩　148
ナラティブ　182
ナルフィラフィン塩酸塩　149
軟水装置　33

に

2型糖尿病　168
肉類に含まれるリン　82
日常生活上の注意　187
日常生活用具の給付・貸与　213, 216
乳製品に含まれるリン　82
尿アルブミン定量　10
尿アルブミン/Cr比　10
尿細管　1
尿素窒素（BUN）の目標値　136
尿蛋白定量　10
尿蛋白/Cr比　10
尿毒素
　── の排泄，腎臓による　2, 4
　──，透析膜を通る　22
　──，腹膜透析での　15, 16
尿量の目標値　137
認知症，透析患者にみられる　179
認知症対応型共同生活介護　217

ね・の

ねぎぼうず像，手指先の　120
ネフロンの働き　2
脳血管障害
　──，透析患者に合併する　116
　──，糖尿病腎症に合併する　170
脳梗塞
　──，透析患者に合併する　116
　──，糖尿病腎症に合併する　170
脳出血
　──，透析患者に合併する　116
　──，糖尿病腎症に合併する　170

は

バースト，膜破れによる　104
肺炎，透析患者に起こる　130
バイオシミラー　144
排便調節　192
破壊性脊椎関節症，透析患者に合併する　128
バスキュラーアクセス（シャント）
　　　　　48
　── の管理　192
白血球数（WBC）の基準値　141
抜針事故対応五か条　103
抜針事故防止十か条　103
バネ指，透析患者に合併する　128
半透膜，ダイアライザの　22

ひ

ビタミンDの活性化，腎臓による　6
悲嘆のプロセス，透析患者の　177
必要栄養量
　──，1日の　58
　──，糖尿病腎症の　59
標準化透析量（Kt/V）の目標値　136
標準タンパク異化率（nPCR）の目標
　値　138
標準予防策（スタンダードプリコー

ション）　107
貧血
　——，透析患者に合併する　123
　—— 管理，CKD ステージによる
　　　　　　　　　　　　　　11
　—— に対する薬　150
　—— をみる検査　139

ふ

不安神経症，透析患者にみられる
　　　　　　　　　　　　　　179
不均衡症候群，透析中の　89
福祉用具，高齢者運動療法に用いる
　　　　　　　　　　　　　　166
福祉用具貸与　216
腹膜透析液の腹膜への影響　17
不整脈，透析中の　90
フットケア，糖尿病腎症の　174
ブドウ糖，透析液中の　29, 31
プライミング　38
ふるい係数，ダイアライザの　27
フレイル　134
プレフィルター　33
閉塞性動脈硬化症（ASO），透析患者
　に合併する　116

へ

ヘマトクリット（Ht）の目標値　139
ヘモグロビン（Hb）の目標値　139
ヘモダイアフィルタ　14
返血操作　44
便秘症に対する薬　150, 151

ほ

ボウマン嚢　1
訪問介護の身体介護　214
訪問介護の通院等乗降介助　214
訪問看護　215
訪問入浴介護　215
訪問リハビリ　215
補正血清カルシウム（Ca）の目標値
　　　　　　　　　　　　　　140
補装具費の支給　213, 216
ホルモン　4
　—— 造血刺激　5
　—— の分解・排泄，腎臓による　7
ホローファイバー型ダイアライザ　25

ま・み

マグネシウム（Mg），透析液中の
　　　　　　　　　　　　　29, 31
膜面積，ダイアライザの　27
末期腎不全（ESKD）　8
慢性腎臓病（CKD）　8
水処理システム　33
未分画ヘパリン　148
脈拍測定，自宅での　189

む・め

無機リン　4, 31
　——，食品中の　80
滅菌方法，ダイアライザの　27

ゆ・よ

有害物質，水道水の　34
有酸素運動　158
有料老人ホーム　217
養護老人ホーム　217
抑うつ症状，透析患者にみられる
　　　　　　　　　　　　178, 179

ら・り・る

ラガージャージー像，腰椎の　120
リーク，膜破れによる　104
リクセル（吸着型血液浄化法）　15
利尿薬　145
リハビリテーション　154
　——，高齢者の　163
旅行に関する注意　192
リン
　——，透析食中の　57, 58
　—— の交換表　81, 82
　—— の1日摂取量　79, 80
　—— のとり方　79, 80
リン吸着薬　144, 145
リン代謝異常，カルシウム　119, 149
ループ利尿薬　145

れ・ろ・わ

レストレスレッグ症候群　129
　—— に対する薬　150, 151
レニンの分泌，腎臓による　6
連続（持続）携行腹膜透析　15
老廃物の排泄，腎臓による　4
ワルファリンと食品の相互作用　85